Andreas Berg | Prof. Dr. Michael Hamm

DIE ERNÄHRUNGS AMPEL

Abnehmen ohne Diät
durch die richtige Auswahl
von Lebensmitteln

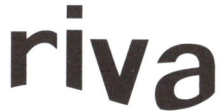

Bibliografische Information der Deutschen Nationalbibliothek
Die Deutsche Nationalbibliothek verzeichnet diese Publikation in der Deutschen Nationalbibliografie. Detaillierte bibliografische Daten sind im Internet über http://d-nb.de abrufbar.

Für Fragen und Anregungen
info@rivaverlag.de

Wichtiger Hinweis
Dieses Buch ist für Lernzwecke gedacht. Es stellt keinen Ersatz für eine individuelle medizinische Beratung dar und sollte auch nicht als solcher benutzt werden. Wenn Sie medizinischen Rat einholen wollen, konsultieren Sie bitte einen qualifizierten Arzt. Der Verlag und die Autoren haften für keine nachteiligen Auswirkungen, die in einem direkten oder indirekten Zusammenhang mit den Informationen stehen, die in diesem Buch enthalten sind.

Originalausgabe
1. Auflage 2020
© 2020 by riva Verlag, ein Imprint der Münchner Verlagsgruppe GmbH
Nymphenburger Straße 86
D-80636 München
Tel.: 089 651285-0
Fax: 089 652096

Alle Rechte, insbesondere das Recht der Vervielfältigung und Verbreitung sowie der Übersetzung, vorbehalten. Kein Teil des Werkes darf in irgendeiner Form (durch Fotokopie, Mikrofilm oder ein anderes Verfahren) ohne schriftliche Genehmigung des Verlages reproduziert oder unter Verwendung elektronischer Systeme gespeichert, verarbeitet, vervielfältigt oder verbreitet werden.

Mitarbeit am Manuskript: Jenny Berg
Redaktion: Caroline Kazianka
Umschlaggestaltung: Manuela Amode
Umschlagabbildungen vorne: shutterstock: (von li. nach re.) cheesekerbs (1. und 5. Icon) VoodooDot (2. Icon); Gulshan Gulabi (3. u. 4. Icon); bioraven (6. Icon); Hintergrund: sathaporn
Layout und Satz: abavo GmbH, Buchloe
Druck: Florjancic Tisk d.o.o., Slowenien
Printed in the EU

ISBN Print 978-3-7423-1202-0
ISBN E-Book (PDF) 978-3-7453-0861-7
ISBN E-Book (EPUB, Mobi) 978-3-7453-0862-4

Weitere Informationen zum Verlag finden Sie unter

www.rivaverlag.de

Beachten Sie auch unsere weiteren Verlage unter www.m-vg.de

Inhaltsverzeichnis

Vorwort:
Die Ernährungsampel –
über Jahre erprobt und bewährt.   6

1. Kurzübersicht:
Was kann die Ernährungsampel?.   10

2. Vor der ersten Anwendung:
Ihre Bestandsaufnahme.   13

3. Die Ernährungsampel:
Ihre Austauschtabelle für den Ernährungsalltag . . .   19

    Gemüse, Salat, Pilze, Obst.   21
        Gemüse   22
        Salat/Sprossen   23
        Pilze   23
        Obst   24
        Trockenobst.   25

    Brot, Müsli, Hülsenfrüchte, Kartoffeln, Reis, Nudeln. .   26
        Brot/Brötchen.   27
        Getreide/Mehl/Pseudogetreide.   28
        Müsli/Cerealien   29
        Hülsenfrüchte/Soja   30
        Kartoffeln/Reis   30
        Nudeln/Teig.   31

Fleisch, Geflügel, Fisch, Wurstwaren, Ei	32
Schweinefleisch	33
Rindfleisch	33
Kalbfleisch	34
Lammfleisch	35
Wild	35
Geflügel	36
Wurst, Schinken, Aufschnitt, Wurstwaren	36
Fisch	38
Fischwaren	40
Meeresfrüchte	41
Eier	41
Milch, Milchprodukte (Käse, Joghurt/Quark)	42
Milch/Sahne	43
Joghurt/Quark	43
Käse	44
Pflanzenöl, Streichfett, Nüsse/Samen, Ölfrüchte	47
Pflanzenöl	48
Streichfett	48
Nüsse/Samen	49
Ölfrüchte	49
Fertiggerichte und Außerhausessen	51
Salate/Dressings	52
Eintöpfe/Suppen	53
Pizza/Pasta, Pastasoßen	55
Fleischgerichte	56
Geflügelgerichte	58
Fischgerichte	58
Vegetarische Gerichte	59
Mehlspeisen	60
Fast Food	61
Sandwiches/Baguettes	62
Beilagen	62

Soßen	64
Dips	65
Brotaufstriche	66
Zucker und Süßes	67
Süßwaren/Schokolade/Zucker	68
Backwaren/Gebäck	69
Kuchen/Torten	70
Desserts/Eis	70
Knabberartikel	72
Getränke	73
Energiefreie Getränke	74
Energiehaltige Getränke	74
Alkoholische Getränke	77

4. Der Gebrauch:
So setzen Sie die Ernährungsampel richtig ein.... 79

5. Das 3-Schritte-Coaching:
Ihr individuelles Ampel-Abnehmprogramm 85

6. Hintergründe:
Die wissenschaftliche Basis
der Ernährungsampel 104

7. FAQ:
Hilfreiche Antworten auf
häufig gestellte Fragen 115

8. Literatur 126

Vorwort:
Die Ernährungsampel – über Jahre erprobt und bewährt

Erfolgreiche Abnehmstrategien fangen mit der Selbstbeobachtung an.

Fast alle Schlankheitsdiäten scheitern, weil sie nicht alltagstauglich sind. Strenge Kontrolle und Essverbote sind dabei ebenso wenig hilfreich wie komplizierte (Trenn-) Kostvorschriften oder raffinierte Kochrezepte. All dies führt nur zu schlechtem Gewissen und Diätabbrüchen, da die Vorgaben sich im Ernährungsalltag kaum einhalten lassen.

Je weiter eine Diät von der gewohnten Ernährungsweise abweicht, desto schneller erfolgt in der Regel der Rückfall in alte Muster. Auch Verzichtsgefühl und Genussverlust drohen. Vor diesem Hintergrund muss jede Abnehmstrategie, die auf Dauer erfolgreich sein will, mit der Selbstbeobachtung des eigenen Essverhaltens beginnen und anschließend in kleinen, individuell passenden Schritten langfristige Veränderungen herbeiführen.

Doch welches System eignet sich als Hilfsmittel für solch eine in der praktischen Umsetzung zugegebenermaßen äußerst schwierige Änderung unserer Ernährungsgewohnheiten?

Eine Lebensmittelampel!

Schließlich haben Ampel-Darstellungen den großen Vorteil, einen durchaus komplexen Sachverhalt in nur drei Bereichen mit den Farben Grün, Gelb und Rot einfach aufzeigen und bewerten zu können.

**Lebensmittelampeln helfen
bei der Produktauswahl im Supermarkt.**

Auch die Politik sieht klare Vorteile in solch einem System: Der Verbraucher kann mit einem Blick erfassen, ob ein beliebiges Produkt gesund oder ungesund ist. Doch eine einheitliche Kennzeichnungspflicht auf EU-Ebene scheiterte bislang vor allem am Widerstand der Lebensmittelindustrie, die mit eigenen Angaben und selbst definierten Portionsgrößen zur Verwirrung beiträgt.

Einzelne Länder, wie Großbritannien oder Frankreich, haben auf freiwilliger Basis Ampel-Modelle eingeführt – mit Erfolg: Bei der Bevölkerung kommen diese Orientierungshilfen gut an. Und sie führen nachweislich zu einem bewussteren und gesünderen Einkaufsverhalten im Supermarkt.

Deutschland bekommt den Nutriscore.

Die Bundesregierung wollte sich lange nicht für ein Ampelmodell aussprechen, sondern betonte lieber die Nachteile der verschiedenen Systeme. Im Sommer 2019 führte das Bundesministerium für Ernährung, Landwirtschaft und Verbraucherschutz schließlich eine Verbraucherbefragung durch und stellte mehrere Kennzeichnungssysteme zur Abstimmung. Der französische „Nutriscore" schnitt dabei mit Abstand am besten ab und soll demnächst auch auf Fertigprodukten in deutschen Supermärkten zu finden sein. Verpflichtend wird der farbige Nutriscore allerdings nicht, er ist eine freiwillige Empfehlung für die Lebensmittelindustrie.

**Die Ernährungsampel ist mehr als
eine Orientierungshilfe für den Einkauf.**

Die in diesem Buch vorgestellte Ernährungsampel grenzt sich bewusst von Ampel-Kennzeichnungen auf Lebensmittelverpackungen ab. Sie basiert auf wissenschaftlichen Bewertungskriterien, die für den Ernährungsalltag relevant und für ein langfristiges Gewichtsmanagement erfolgversprechend sind. Ziel unserer Ampel ist die energetisch ausgeglichene, in der Auswahl ausgewogene und in qualitativer Hinsicht gesundheitsbewusste Ernährungsweise ihrer Anwender. Die Ernährungsampel geht damit weit über bekannte Lebensmittelampeln hinaus.

Die Ernährungsampel wurde für die Adipositastherapie entwickelt.

Ursprünglich wurde die Ampel von uns exklusiv für die Praxisanforderungen von M.O.B.I.L.I.S. erarbeitet. In diesem interdisziplinären Therapieprogramm für Menschen mit Adipositas, das wir bis 2017/18 über einen gemeinnützigen Verein bundesweit angeboten haben, kam unsere Ampel 2012 erstmals zum Einsatz. Dem vorausgegangen waren die systematischen Auswertungen unzähliger Rückmeldungen von Teilnehmerinnen und Teilnehmern früherer M.O.B.I.L.I.S.-Gruppen sowie aktueller wissenschaftlicher Studien.

In den Folgejahren zeigte sich, dass die Teilnehmerinnen und Teilnehmer von M.O.B.I.L.I.S. im Alltag sehr viel erfolgreicher und auch lieber mit unserer Ampel arbeiteten als mit allen anderen zuvor eingesetzten Hilfsmitteln aus der klassischen Ernährungsberatung.

Dank des konstruktiven Feedbacks unserer M.O.B.I.L.I.S.-Gruppen konnten wir unsere Ampel schließlich weiter optimieren, vereinfachen und ergänzen, sodass wir sie nun in ihrer erprobten Endfassung erstmals in Verbindung mit einem ausführlichen Praxisteil unter dem Titel *Die Ernährungsampel* einer größeren Öffentlichkeit zur einfachen Anwendung vorstellen möchten.

Die Ernährungsampel erscheint erstmals als Ratgeber.

Dabei geht es uns nicht darum, den x-ten Diätratgeber mit nicht enden wollenden theoretischen Abhandlungen zum

Thema Übergewicht, ultimativen »Fatburner«-Lebensmitteln und einem aufgeblähten Rezeptteil auf den Büchermarkt zu bringen. Vielmehr wollen wir eine aufgeklärte Leserschaft damit praktisch dabei unterstützen, auf einfache Weise die individuell passende optimale Ernährung zu finden.

Unser Buch versteht sich als echter Ratgeber und ist didaktisch so aufgebaut, dass ein paar wenige Basisinformationen von unserer Seite genügen, um Sie für den Ampel-Gebrauch im Alltag fit zu machen. Denn wer erfolgreich abnehmen oder seine Ernährungsweise verbessern möchte, benötigt keine ausschweifenden wissenschaftlichen Hintergründe über gesättigte oder ungesättigte Fettsäuren – das lehrt unsere Praxiserfahrung.

In die Ernährungsampel haben wir alle relevanten Erkenntnisse aus der modernen Ernährungswissenschaft gepackt. Sie brauchen die Austauschtabelle, das Herzstück unseres Buches, folglich nur richtig anzuwenden, um von den unter ihrer Oberfläche liegenden Informationen zu profitieren.

Wir möchten Sie auf diese Weise coachen und zum Experten für Ihre eigene, persönlich richtige (»personalisierte«) Ernährung machen.

Hintergrundinformationen dienen ausschließlich der Transparenz.

Weil es uns aber auf der anderen Seite ein Anliegen ist, alles transparent und zugänglich zu machen, erläutern wir Ihnen im hinteren Teil des Buches die wissenschaftliche Basis und die exakten Bewertungskriterien der Ernährungsampel. Sollten Sie ein Lebensmittel in unserer großen Austauschtabelle vermissen, können Sie so auch selbst die Einordnung vornehmen.

Wir wünschen Ihnen nun viele erhellende Aha-Momente bei der praktischen Umsetzung unseres Buches.

Michael Hamm und Andreas Berg

1 Kurzübersicht: Was kann die Ernährungsampel?

Die Zielgruppe

Die Ernährungsampel integriert die zentralen Erkenntnisse der Ernährungswissenschaft zur Entstehung, Vorbeugung und Behandlung von Übergewicht in einem einfachen System. Damit eignet sie sich als Instrument sowohl hervorragend zum Abnehmen als auch zur Gewichtsstabilisierung oder einfach zur Optimierung Ihrer Ernährungsweise.

Die wissenschaftliche Basis

Der Ampel-Zuordnung nach den Farben Grün, Gelb und Rot sind folgende wissenschaftliche Bewertungskriterien zugrunde gelegt:
- die Energiedichte der Lebensmittel (kcal pro 1 g),
- die Qualität von Kohlenhydraten (glykämischer Index),
- die Qualität von Fetten (z. B. Omega-3-Fettsäuren).

In drei Schritten zur optimierten Ernährung

Mithilfe der Ernährungsampel können Sie Ihre Ernährung in drei Schritten individuell für sich optimieren:

Die Ampel-Ernährungsoptimierung

Ausgangssituation: Was essen Sie?

Schritt 1: Tauschen Sie »rot« gegen »grün« oder »gelb«.

Schritt 2: Achten Sie auf Lebensmittelgruppen.

Schritt 3: Achten Sie auf Vitamine und Mineralstoffe.

Ernährungsweise = energetisch ausgeglichen, in der Auswahl ausgewogen und in qualitativer Hinsicht gesundheitsbewusst

Schritt 1: Lebensmittel tauschen nach Farben

Vorrangiges Ziel der Ernährungsampel ist der Austausch roter gegen grüne oder gelbe Lebensmittelpositionen (Grundlage = 3-Tage-Bestandsaufnahme Ernährung; siehe Seite 12 ff.) und damit eine Verbesserung Ihrer Ernährungsqualität.

Dabei werden nach dem »Anstatt«-Prinzip Ihre persönlichen Gewohnheiten und Vorlieben berücksichtigt. Ihr Veränderungsprozess erfolgt auf mehreren Ebenen: beim Einkauf, in der Küche, am Arbeitsplatz, während der Freizeit und so weiter.

Der qualitative Lebensmitteltausch macht Mengenangaben überflüssig. Das lästige Abwiegen Ihrer Lebensmittel ist somit nicht erforderlich.

Schritt 2:
Ausgewogen genießen nach dem 5-4-3-2-1-System

Das 5-4-3-2-1-System im Rahmen der Ernährungsampel ersetzt die klassische Ernährungspyramide. Durch die Zuordnung der Lebensmittel in fünf unterschiedlich gewichtete Gruppen liefert es Ihnen eine Orientierung für die tägliche Verzehrhäufigkeit (Mischkost):

> 5 x   Gemüse, Salat, Pilze, Obst
> 4 x   Brot, Müsli, Hülsenfrüchte, Kartoffeln, Reis, Nudeln (von den letzten drei Positionen möglichst nur eine Beilage am Tag)
> 3 x   Fleisch, Geflügel, Wurstwaren, Fisch (inkl. Meeresfrüchte), Ei
> 2 x   Milch, Milchprodukte (Käse, Joghurt/Quark)
> 1 x   Pflanzenöl, Streichfett, Nüsse/Samen, Ölfrüchte

Für Menschen, die sich vegetarisch oder vegan ernähren, funktioniert das System abgewandelt in eine 5-4-1-4-1- bzw. 6-7-0-0-2-Variante ebenfalls (siehe Seite 93).

Schritt 3:
Gesundheitsbewusst essen nach dem Nährstoff-Plus

Neben der Farbzuordnung sind Lebensmittel, die für Ihre Gesundheit zentrale Vitamine und/oder Mineralstoffe enthalten, in der Ernährungsampel unter dem Stichwort Nährstoff-Plus zusätzlich gekennzeichnet. Dies betrifft Lebensmittel, die gute Quellen für folgende Inhaltsstoffe sind: Calcium, Eisen, Folsäure, Jod, Magnesium, B-Vitamine, Vitamin D, Vitamin E und Zink.

Mit dem Nährstoff-Plus wird in unserer Ampel neben der Energiedichte auch der Nährstoffdichte Rechnung getragen. Die Nährstoffdichte stellt das Verhältnis von Vitaminen und Mineralstoffen (Qualität) zum Energiegehalt (Quantität) eines Lebensmittels dar. In Zeiten eines abnehmenden Energieumsatzes (Kalorienbedarfs) können Sie also durch die bewusste Auswahl entsprechender Lebensmittel einem Defizit lebensnotwendiger Nährstoffe gezielt vorbeugen.

2 Vor der ersten Anwendung: Ihre Bestandsaufnahme

Bitte beachten Sie: Die Einhaltung und Umsetzung der Hinweise in diesem Kapitel sind Voraussetzung für Ihren Erfolg.

Ernährungsprotokolle: Erste Hilfe zur Gewohnheitsänderung

Ein offenes Geheimnis lautet: »Die billigste Diät braucht einen Schreibstift und ein Blatt Papier.«

Das ehrliche Aufschreiben aller von morgens bis abends verzehrten Lebensmittel – einschließlich Getränken – führt Ihnen schwarz auf weiß vor Augen, was Sie im Tagesverlauf tatsächlich (auch nebenbei) konsumieren. Oft bewirkt allein solch ein sorgfältiges Notieren und damit die Beobachtung bereits eine erste Änderung der Ernährungsgewohnheiten.

Bewertung der Ernährungsweise: Motivation zur Gewohnheitsänderung

Einen Schritt weiter geht die Bewertung der eigenen Ernährungsweise: Durch die systematische Analyse des von Ihnen erstellten Protokolls (3-Tage-Bestandsaufnahme

Ernährung siehe Seite 16 ff.) werden Sie schnell Schwachstellen in Ihrem Essverhalten entlarven, aber auch Vorlieben Ihrer Lebensmittelauswahl besser erkennen.

Ganz bestimmt werden Sie auch positiv zu bewertende Positionen in Ihrem Protokoll finden, die Sie künftig beibehalten oder sogar bewusst ausbauen können. Das daraus geschlossene Resümee, nicht alles verändern zu müssen, wird Sie zusätzlich motivieren, die angestrebte Umgestaltung Ihrer Gewohnheiten tatsächlich anzugehen.

Was essen und trinken Sie gewöhnlich?

Bevor Sie also mit der Ernährungsampel bzw. Ihrer Austauschtabelle für den Ernährungsalltag loslegen, setzen Sie sich zunächst bitte ausführlich mit Ihrer bisherigen Ernährungsweise auseinander. Führen Sie drei Tage lang Protokoll darüber, was Sie zu sich zunehmen. Gehen Sie dabei wie folgt vor:

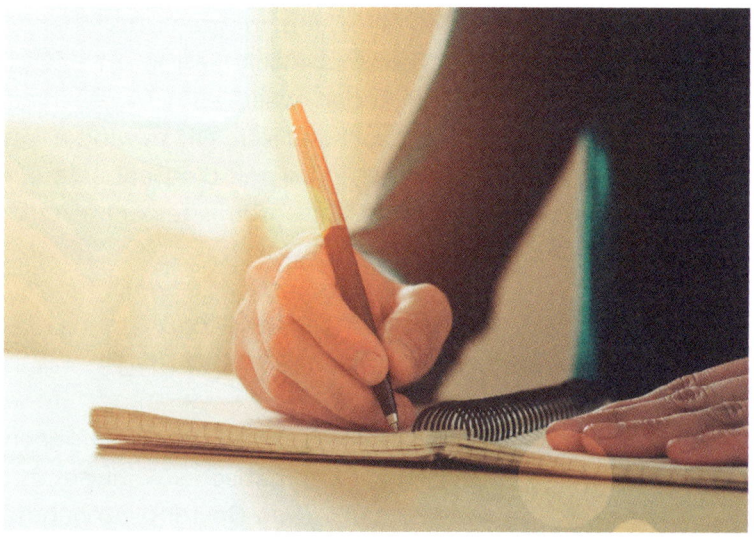

> Protokollieren Sie im Arbeitsblatt *3-Tage-Bestandsaufnahme meiner Ernährung* an drei aufeinanderfolgenden Tagen, unter denen sich möglichst ein Samstag oder Sonntag befinden sollte, was Sie essen und trinken. Halten Sie die verzehrten Lebensmittel und/oder Fertiggerichte/Außerhausessen (Spalte 2) ohne Mengenangaben bzw. Portionsgrößen aber – sofern Sie unser Konzept zum Abnehmen nutzen möchten – mit Uhrzeit (Spalte 1) fest.
>
> Schreiben Sie auch zuckerhaltige und alkoholische Getränke (inkl. Säften und Saftschorlen, Kaffee mit Milch und/oder Zucker) auf. (Mineral-)Wasser, ungesüßter Tee und schwarzer Kaffee gehören dagegen nicht in die Bestandsaufnahme.

Protokollieren Sie unvoreingenommen

Auch wenn es Ihnen vielleicht schwerfällt: Behalten Sie Ihre bisherigen Ernährungsgewohnheiten während des Protokollführens unbedingt bei. Ändern Sie zu diesem Zeitpunkt noch nichts.

Nur auf diese Weise erhalten Sie eine realistische Ausgangssituation für die Auswertung Ihrer 3-Tage-Bestandsaufnahme und zugleich eine gute Referenz für die spätere Gestaltung Ihres Lebensmitteltauschs.

Lassen Sie die Austauschtabelle noch zugeschlagen

Öffnen Sie Ihre große Austauschtabelle für den Ernährungsalltag bitte erstmals für die Auswertung Ihrer Bestandsaufnahme (siehe Seite 79) nach Beendigung Ihrer drei Protokolltage.

3-Tage-Bestandsaufnahme meiner Ernährung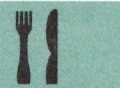

Tag 1/Datum _____

Zeit	Lebensmittel/Gericht	grün 🟢	gelb 🟡	rot 🔴
Summe				

3-Tage-Bestandsaufnahme meiner Ernährung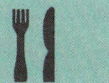

Tag 2/Datum _____

Zeit	Lebensmittel/Gericht	grün 🟢	gelb 🟡	rot 🔴
Summe				

3-Tage-Bestandsaufnahme meiner Ernährung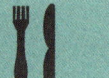

Tag 3/Datum _____

Zeit	Lebensmittel/Gericht	grün 🟢	gelb 🟡	rot 🔴
Summe				

3 Die Ernährungsampel:
Ihre Austauschtabelle für den Ernährungsalltag

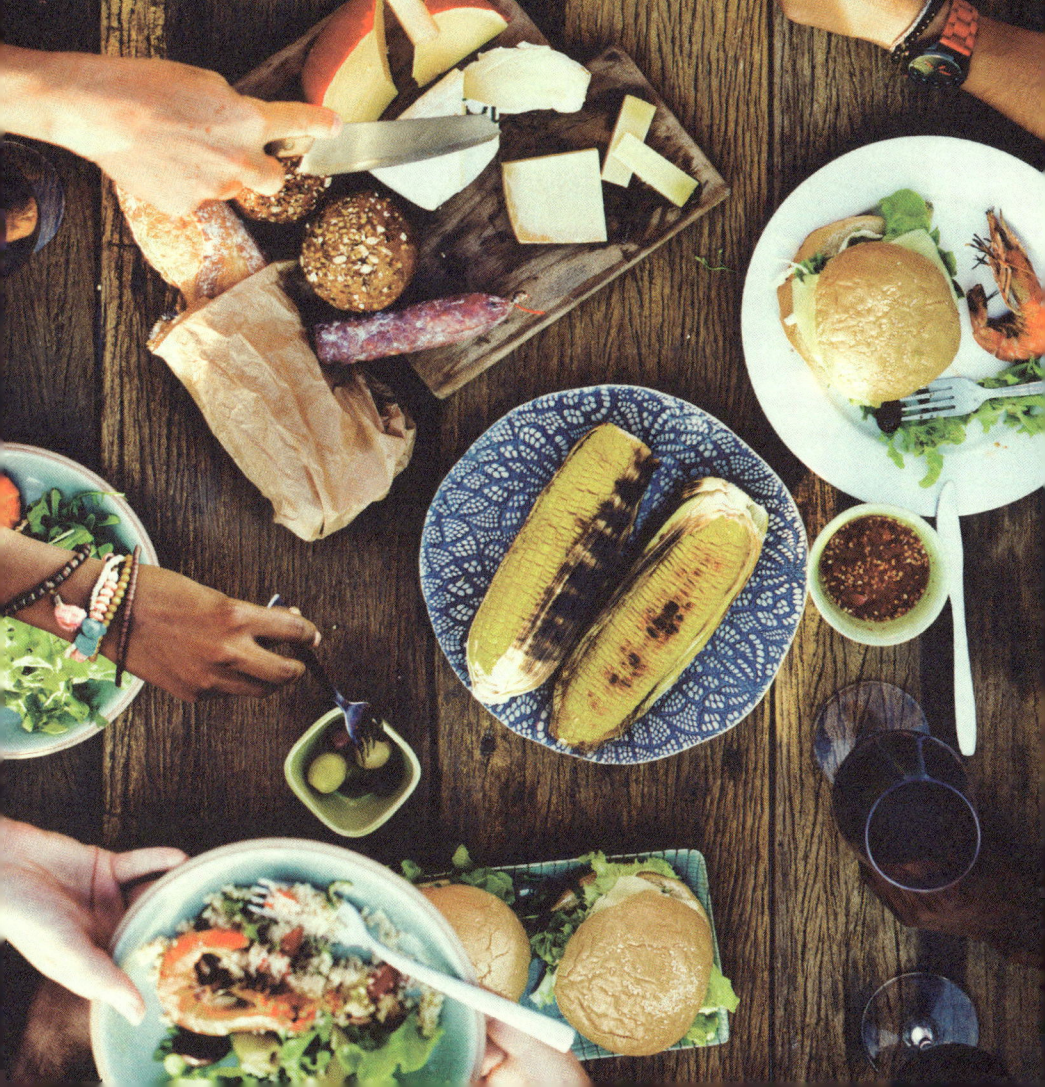

Gemüse, Salat, Pilze, Obst	5
Brot, Müsli, Hülsenfrüchte, Kartoffeln, Reis, Nudeln	4
Fleisch, Geflügel, Wurstwaren, Fisch (inkl. Meeresfrüchte), Ei	3
Milch, Milchprodukte (Käse, Joghurt/Quark)	2
Pflanzenöl, Streichfett, Nüsse/Samen, Ölfrüchte	1
Fertiggerichte und Außerhausessen	
Zucker und Süßes	
Getränke	
Alkoholische Getränke	

Gemüse, Salat, Pilze, Obst

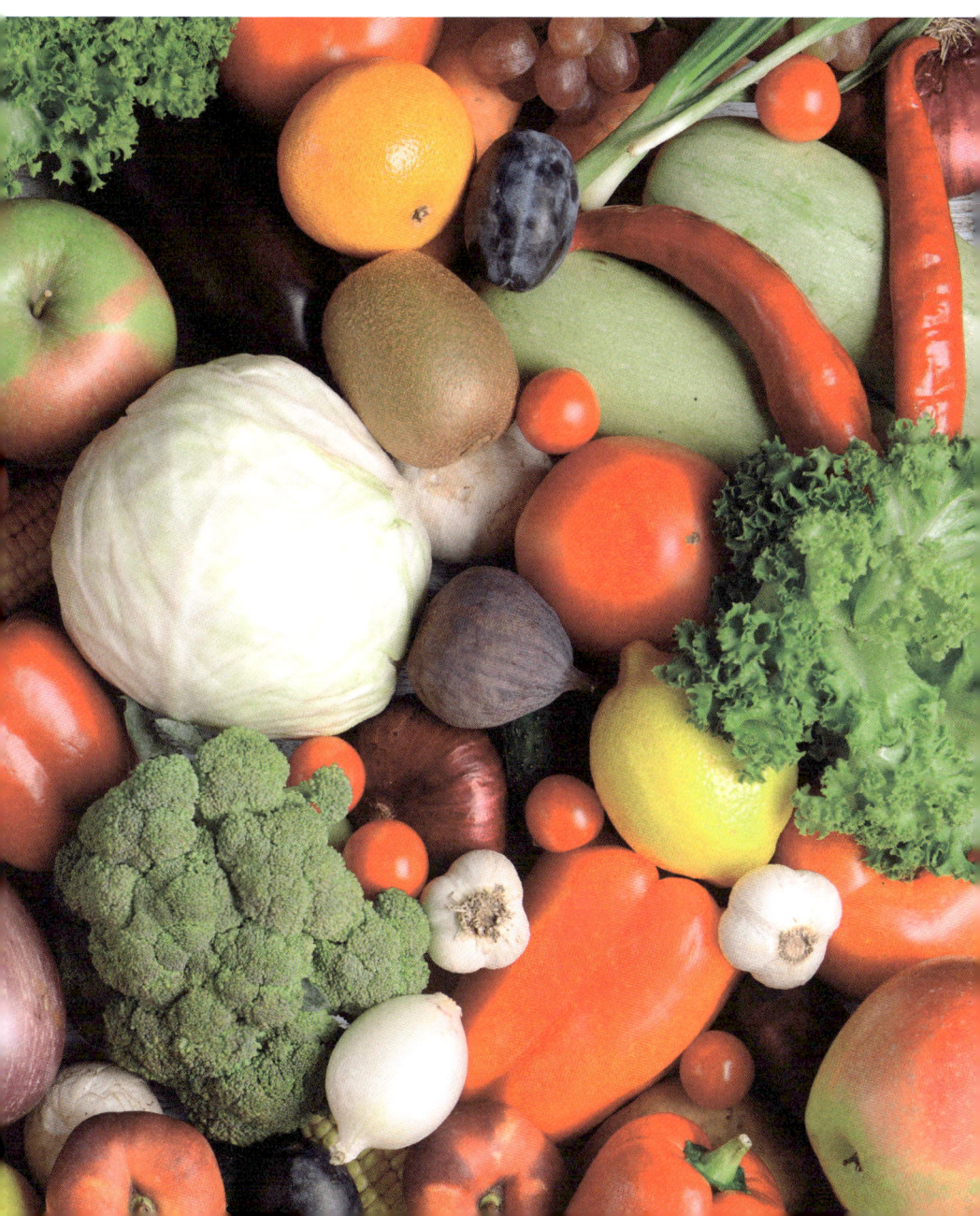

Lebensmittel	Ampel	Plus	Gruppe
Gemüse			
Artischocke	🟢	Fe	5
Aubergine	🟢		5
Blumenkohl	🟢		5
Bohnen, grün	🟢	Fol., Mg	5
Brokkoli	🟢	Ca, Mg	5
Chili (Pfefferschoten)	🟢		5
Fenchel	🟢	Ca, Mg	5
Frühlingszwiebel, Lauchzwiebel	🟢	Fe, Fol.	5
Gemüse, eingelegt in Essig	🟢		5
Grünkohl (Braunkohl)	🟢	Ca, Fe, Fol.	5
Gurke, Salat-, Gewürz-, Senf-	🟢		5
Karotte (Möhre)	🟢	Fe	5
Knoblauch	🟢		5
Kohlrabi	🟢		5
Kohlrübe (Steckrübe)	🟢		5
Kürbis	🟢		5
Lauch, Porree	🟢	Fol.	5
Mais, Zucker-, Gemüse-	🟡		5
Mangold	🟢	Ca, Fe, Mg	5
Meerrettich	🟢		5
Okraschoten	🟢		5
Paprika	🟢		5
Pastinake	🟢		5
Radieschen	🟢	Fe	5

Lebensmittel	Ampel	Plus	Gruppe
Rettich	🟢		5
Rhabarber	🟢		5
Romanesco (Minarettkohl)	🟢	Ca	5
Rosenkohl	🟢	Fol.	5
Rote Bete (Rote Rübe)	🟢	Fol.	5
Rotkohl (Rotkraut, Blaukraut)	🟢		5
Schwarzwurzel	🟢	Fe	5
Sellerie, Bleich-, Stauden-, Knollen-	🟢		5
Spargel	🟢		5
Spinat	🟢	Ca, Fe, Fol.	5
Tomate	🟢	Fol.	5
Tomatenmark	🟢		5
Weiße Rübe	🟢		5
Weißkohl (Weißkraut)	🟢	Fol.	5
Wirsing	🟢	Fol.	5
Zucchini	🟢		5
Zuckererbsen, -schoten	🟢	B-Vit.	5
Zwiebel, Scharlotte	🟢		5

Salat/Sprossen

Lebensmittel	Ampel	Plus	Gruppe
Blattsalate ∅	🟢	Fol.	5
Sprossen	🟢	Fol.	5

Pilze

Lebensmittel	Ampel	Plus	Gruppe
Pilze, frisch, konserviert, tiefgefroren ∅	🟢	Vit. D	5
Trüffel	🟢		5

Lebensmittel	Ampel	Plus	Gruppe
Obst			
Ananas	🟢		5
Aprikose (Marille)	🟢		5
Avocado	🟡	Vit. E	5
Banane, gelbe, rote	🟡	Mg	5
Birne	🟢		5
Brombeeren	🟢		5
Drachenfrucht (Pitahaya)	🟢		5
Erdbeeren	🟢	Fe	5
Feige	🟢		5
Granatapfel	🟢		5
Grapefruit (Pampelmuse)	🟢		5
Guave	🟢		5
Heidelbeeren (Blaubeeren)	🟢		5
Himbeeren	🟢	Fe	5
Johannisbeeren, rot, schwarz	🟢	Fe	5
Kaki	🟢		5
Kirschen	🟢		5
Kiwi	🟢		5
Kumquat	🟢		5
Litschi	🟢		5
Mandarine, Clementine	🟢		5
Mango	🟢		5
Melone, Honig-, Zucker-	🟡		5

Lebensmittel	Ampel	Plus	Gruppe
Melone, Wasser-	🟡		5
Mirabelle	🟢		5
Nektarine	🟢		5
Obst, Konserve Ø	🟡		5
Orange (Apfelsine)	🟢	Fol.	5
Papaya	🟡		5
Passionsfrucht (Maracuja)	🟢		5
Pfirsich	🟢		5
Pflaume, Zwetschge	🟢		5
Physalis (Kapstachelbeere)	🟢		5
Quitte	🟢		5
Stachelbeeren	🟢		5
Sternfrucht (Karambola)	🟢		5
Trauben	🟢		5
Zitrone, Limone, Limette	🟢		5

Trockenobst

Lebensmittel	Ampel	Plus	Gruppe
Apfelchips	🟡		5
Apfelringe	🟡		5
Aprikose	🟢		5
Bananenchips	🔴		5
Dattel	🔴	Fe	5
Feige	🟡	Fe	5
Pflaume	🟡	Fe	5
Rosinen, Korinthen, Sultaninen	🟡	Fe	5

Brot, Müsli, Hülsenfrüchte, Kartoffeln, Reis, Nudeln

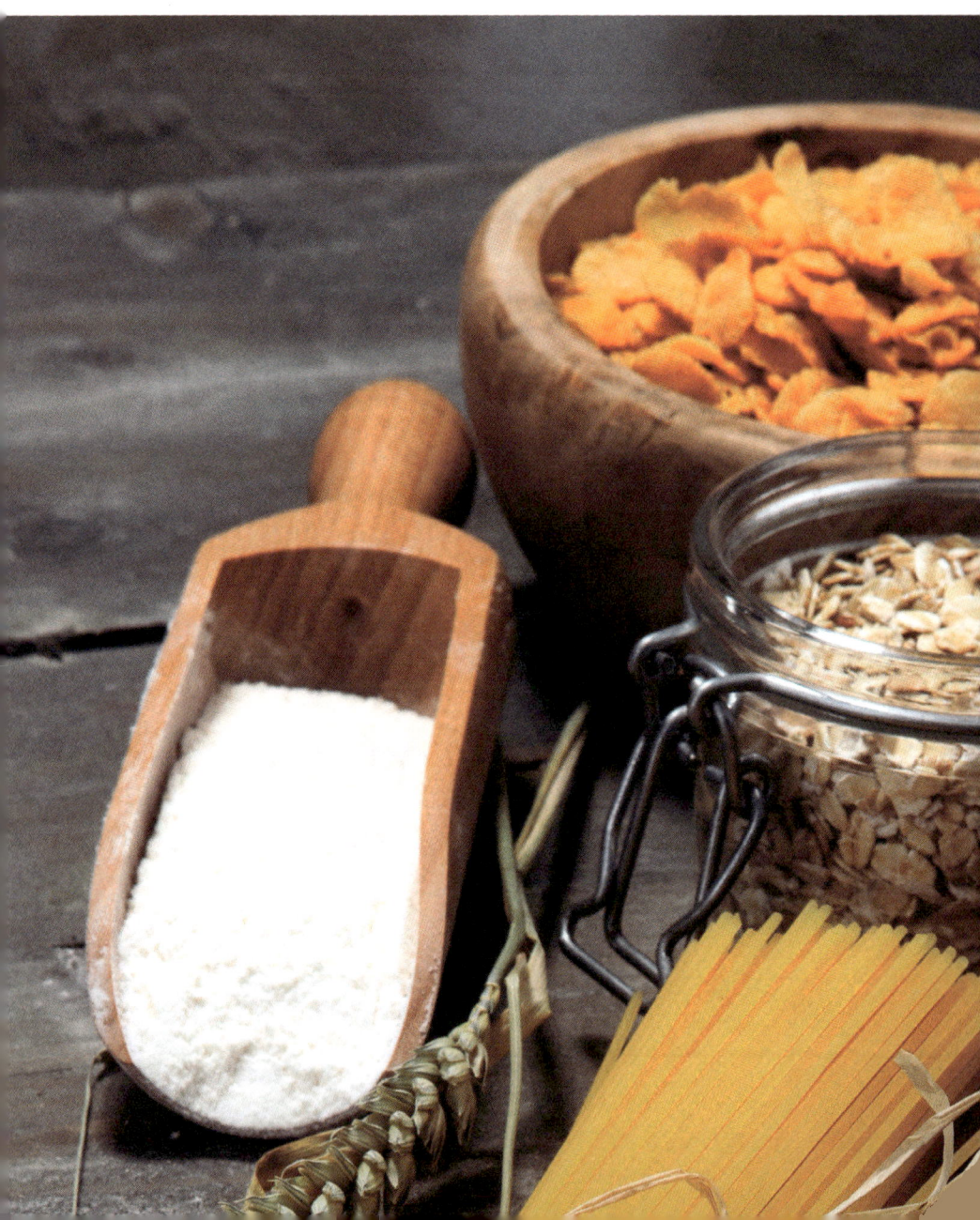

Lebensmittel	Ampel	Plus	Gruppe
Brot/Brötchen			
Bagel	🔴		4
Baguette	🔴		4
Brezel, Laugen-	🔴		4
Brioche, (Butter-)	🔴		4
Brötchen, hell (Semmel, Schrippe)	🔴		4
Brötchen, Milch-	🟡		4
Brötchen, Vollkorn- Ø	🟡	B-Vit.	4
Ciabatta	🔴		4
Croissant	🔴		4
Dinkelbrot	🟡		4
Emmerbrot	🟢	B-Vit., Mg	4
Fladenbrot	🔴		4
Ganzkornbrot mit niedrigem GI	🟢	B-Vit., Mg	4
Gerstenvollkornbrot	🟡	B-Vit.	4
Graubrot Ø	🟡		4
Hafervollkornbrot	🟢	B-Vit., Mg	4
Hamburger-/Hotdog-Brötchen	🔴		4
Knäckebrot Ø	🔴	B-Vit.	4
Laugenstange/-brötchen	🔴		4
Leinsamenvollkornbrot	🟢	B-Vit., Mg	4
Mehrkornbrot	🟡		4
Mehrkornbrötchen	🔴		4

Lebensmittel	Ampel	Plus	Gruppe
Mischbrot, Weizen-, Roggen-	🟡		4
Pitabrot	🟡		4
Pumpernickel	🟢	Fe, Zn	4
Rheinisches Schwarzbrot/Vollkornbrot	🟢	B-Vit., Fe, Zn	4
Roggenbrötchen	🟡		4
Roggenvollkornbrot »Korn an Korn«	🟢	B-Vit., Fe, Mg	4
Sojabrot	🔴	Mg	4
Taco, Tortilla (Teigtasche)	🔴		4
Toastbrot, Weizen-, Vollkorn-	🔴		4
Vollkornbrot Ø	🟡	B-Vit., Mg	4
Weißbrot	🔴		4

Getreide/Mehl/Pseudogetreide

Lebensmittel	Ampel	Plus	Gruppe
Amarant, roh/gemahlen/gepoppt	🔴	B-Vit., Fe	4
Buchweizen, roh/gemahlen	🟡	B-Vit., Fe	4
Gerste, roh/gemahlen	🟡	B-Vit., Fe	4
Graupen, Perl-, gegart	🟡	Fe, Zn	4
Grieß, Weizen-, gegart	🟡		4
Grünkern, gegart (Badischer Reis)	🟡	B-Vit.	4
Haferflocken, Vollkorn-, kernig	🔴	B-Vit., Mg	4
Haferflocken, zarte	🔴	B-Vit., Mg	4
Hirse, gegart	🟡	B-Vit., Fe	4
Hirseflocken	🔴	B-Vit., Fe	4

Lebensmittel	Ampel	Plus	Gruppe
Kleie, Dinkel-, Reis-	🔴		4
Kleie, Hafer-	🔴	B-Vit., Mg	4
Kleie, Weizen-	🟢		4
Mais, roh/gemahlen	🟡	B-Vit., Fe	4
Maisgrieß, gegart	🟡	B-Vit., Fe	4
Paniermehl	🔴		4
Quinoa (Inkareis)	🟢	Fe, Mg	4
Reismehl	🔴		4
Roggen, roh/gemahlen	🟡	B-Vit., Fe, Mg	4
Vollkornmehl Ø (Backschrot)	🟡	B-Vit.	4
Weißmehl Ø	🔴		4
Weizen, roh/gemahlen	🔴	B-Vit.	4

Müsli/Cerealien

Lebensmittel	Ampel	Plus	Gruppe
Cornflakes	🔴		4
Flakes, Frühstücksmischungen Ø	🔴		4
Haferfleks	🟡	B-Vit.	4
Haferschleim	🟢		4
Müsli, Früchte-, ungesüßt	🟡	B-Vit., Mg	4
Müsli, Schoko-	🔴		4
Müsli, zubereitet (Obst u. Milch/Joghurt), ungesüßt Ø	🟢 🟢 🟡	B-Vit., Mg, Ca	4 + 2 + 5
Müsli-Mischungen Ø	🔴	B-Vit., Mg	4
Porridge (Haferbrei), zubereitet	🟢 🟢 🟡		4 + 2

Lebensmittel	Ampel	Plus	Gruppe
Hülsenfrüchte/Soja			
Bohnen, Kidney-, Lima-, Mungo-, Weiße- Ø	🟢	B-Vit., Mg	4
Erbsen	🟢	B-Vit., Mg	4
Kichererbsen	🟢	B-Vit., Mg	4
Linsen	🟢	B-Vit., Mg	4
Sojaaufstrich	🟡		4
Sojabohnen	🟢	B-Vit., Mg	4
Sojacreme	🟢		4
Soja-Fleischersatz	🟡		4
Sojajoghurt, ungesüßt	🟢	z. T. Ca	4
Sojamehl	🔴	Fe, Mg, Zn	4
Sojanudeln, gekocht	🟢		4
Soja-Tofuaufschnitt Ø	🟢		4
Tofu (Sojakäse)	🟢		4
Tofu, Räucher-	🟡		4
Kartoffeln/Reis			
Kartoffel, Pellkartoffel, Folienkartoffel Ø	🟡		4
Reis, Basmati-, gekocht	🟡		4
Reis, gekocht Ø	🟡		4
Reis, Natur-, (Vollkornreis), gekocht	🟡	B-Vit., Mg	4
Reis, Parboiled, gekocht	🟡	B-Vit., Mg	4

Lebensmittel	Ampel	Plus	Gruppe
Reis, Wild- (Wasserreis)	🟡		4
Süßkartoffel (Batate)	🟡		4
Zuckerkartoffel (Topinambur, Erdartischocke, Erdbirne)	🟢		4

Nudeln/Teig

Lebensmittel	Ampel	Plus	Gruppe
Biskuit	🔴		4
Blätterteig	🔴		4
Glasnudeln, eingeweicht	🟢		4
Hefeteig	🔴		4
Mürbeteig	🔴		4
Nudeln mit Ei (Eiernudeln), gekocht Ø	🟡		4
Nudeln, Hartweizengrieß, »al dente« (5 Min. gekocht)	🟢		4
Nudeln, Hartweizengrieß, weich gekocht	🟡		4
Nudeln, Pasta, Spaghetti, gekocht Ø	🟡		4
Pizzateig	🔴		4
Reisnudeln (Spaghetti aus Reismehl), gekocht	🟡		4
Vollkornnudeln, gekocht	🟢	B-Vit.	4

Fleisch, Geflügel, Fisch, Wurstwaren, Ei

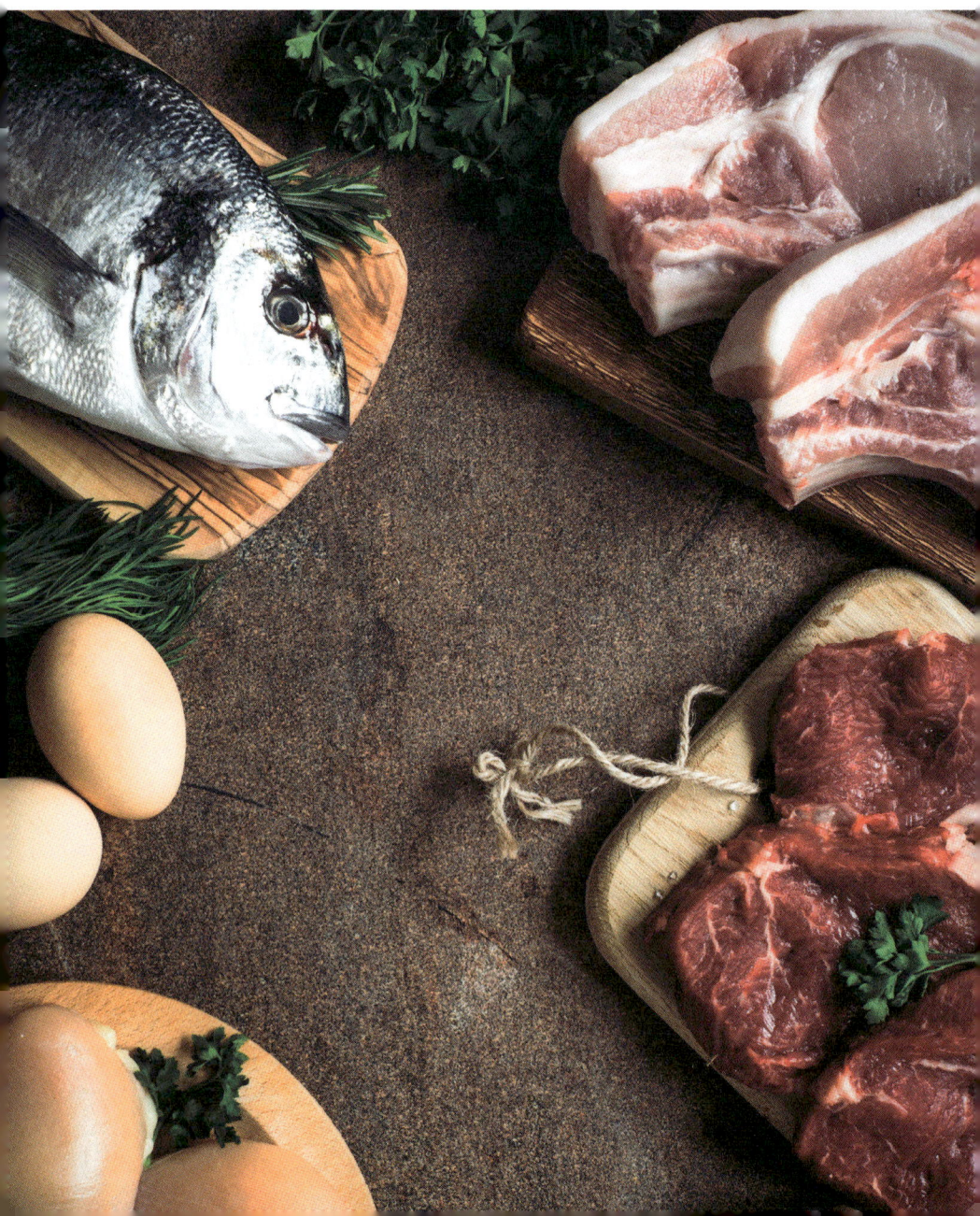

Lebensmittel	Ampel	Plus	Gruppe
Schweinefleisch			
Bauch	🔴		3
Dicke Rippe	🟡	B-Vit.	3
Filet, Lende, Lendchen	🟢	B-Vit., Fe	3
Hackfleisch	🔴	B-Vit.	3
Hackfleisch, Schwein/Rind (halb und halb)	🟡	B-Vit.	3
Haxe, Hinter-, Vorder- (Eisbein)	🟡	B-Vit.	3
Hüfte, schier	🟢	B-Vit.	3
Keule (Hinterschinken, Schlegel)	🟢	B-Vit.	3
Leber	🟢	B-Vit., Fe	3
Nacken (Kamm, Kasseler)	🟡	B-Vit.	3
Nuss, schier	🟢	B-Vit., Fe	3
Rücken, mager (Lenden-/Filetkotelett)	🟢	B-Vit.	3
Rücken, mittelfett (Stiel-/Rippenkotelett)	🟡	B-Vit.	3
Rückenspeck	🔴		3
Schnitzel (Oberschale), mager	🟢	B-Vit., Fe	3
Schulter (Bug)	🟡	B-Vit.	3
Schwartenbraten (Unterschale)	🟡	B-Vit.	3
Steak, mager	🟢	B-Vit., Fe	3
Rindfleisch			
Beinscheibe (hinten)	🟢	B-Vit., Fe, Zn	3
Filet, Lende	🟢	B-Vit., Fe, Zn	3

Lebensmittel	Ampel	Plus	Gruppe
Hackfleisch	🟡	B-Vit., Fe, Zn	3
Hochrippe (dicke Rippe, Rostbraten)	🟡	B-Vit., Fe, Zn	3
Hüfte	🟢	B-Vit., Fe, Zn	3
Keule (Schlegel)	🟢	B-Vit., Fe, Zn	3
Leber	🟢	B-Vit., Fe, Zn	3
Nacken (Kamm, Hals)	🟡	B-Vit., Fe, Zn	3
Niere	🟢	B-Vit., Fe, Zn	3
Nuss	🟢	B-Vit., Fe, Zn	3
Oberschale	🟢	B-Vit., Fe, Zn	3
Ochsenschwanz	🔴		3
Rolle	🟢	B-Vit., Fe, Zn	3
Rücken, mager (Roastbeef, Rumpsteak, Entrecôte, T-Bone-Steak)	🟢	B-Vit., Fe, Zn	3
Schabefleisch (Tatar)	🟢	B-Vit., Fe, Zn	3
Schulter (Bug)	🟡	B-Vit., Fe, Zn	3
Tafelspitz (Suppenfleisch)	🟡	B-Vit., Fe, Zn	3
Unterschale (Roulade)	🟢	B-Vit., Fe, Zn	3
Zunge	🟡		3

Kalbfleisch

Brust	🟡	B-Vit.	3
Filet, Lende	🟢	B-Vit.	3

Lebensmittel	Ampel	Plus	Gruppe
Haxe, Vorder-, Hinter-	🟢	B-Vit.	3
Keule (Schlegel)	🟢	B-Vit.	3
Leber	🟢	B-Vit., Fe	3
Niere	🟢	B-Vit., Fe	3
Rücken (Kotelett)	🟢	B-Vit.	3
Schnitzel	🟢	B-Vit.	3
Schulter (Bug)	🟢	B-Vit.	3

Lammfleisch

Lebensmittel	Ampel	Plus	Gruppe
Brust	🔴	B-Vit., Fe, Zn	3
Filet, Lende	🟡	B-Vit., Fe, Zn	3
Karree	🟡	B-Vit., Fe, Zn	3
Keule (Schlegel, Gigot)	🟢	B-Vit., Fe, Zn	3
Kotelett	🔴	B-Vit., Fe, Zn	3
Lachs	🟢	B-Vit., Fe, Zn	3
Rücken	🟢	B-Vit., Fe, Zn	3

Wild

Lebensmittel	Ampel	Plus	Gruppe
Hase Ø	🟢	Fe	3
Hirsch Ø	🟢	Fe	3
Kaninchen, Wild-, Haus- Ø	🟢	Fe	3
Reh Ø	🟢	Fe	3
Wildschwein Ø	🟡	Fe	3
Ente mit Haut Ø	🟡	Fe	3

Lebensmittel	Ampel	Plus	Gruppe
Geflügel			
Ente ohne Haut Ø	🟢	Fe	3
Gans mit Haut Ø	🔴	Fe	3
Gans ohne Haut Ø	🟡	Fe	3
Hähnchen, Brat- mit Haut Ø	🟡		3
Hähnchen, Brat- ohne Haut Ø	🟢		3
Hähnchen, Brustfilet	🟢		3
Hähnchen, Keule (Schlegel) mit Haut	🟡		3
Hähnchen, Leber	🟢	B-Vit.	3
Poularde (Masthähnchen) mit Haut Ø	🟡		3
Poularde (Masthähnchen) ohne Haut Ø	🟢		3
Pute (Truthahn) mit Haut Ø	🟡		3
Pute (Truthahn) ohne Haut Ø	🟢		3
Pute (Truthahn), Brustfilet	🟢		3
Salami, Geflügel- Ø	🟡		3
Suppenhuhn	🔴		3
Wachtel	🟢		3
Wurst, Schinken, Aufschnitt, Wurstwaren			
Bierschinken	🟡	B-Vit., Fe, Zn	3
Bierschinken, Geflügel-	🟡	B-Vit., Fe, Zn	3
Blutwurst	🔴	B-Vit., Fe	3
Bockwurst	🔴		3

Lebensmittel	Ampel	Plus	Gruppe
Brat-/Grillwurst, Geflügel- Ø	🟢		3
Brat-/Grillwurst, Schweins-, Kalbs-, Rinds- Ø	🔴		3
Braten, kalter (Schwein, Rind, Geflügel) Ø	🟢	B-Vit., Fe, Zn	3
Cervelatwurst (Servelat, Zervelat, Safaladi)	🔴		3
Corned beef	🟢	B-Vit., Fe, Zn	3
Fleischwurst (Lyoner)	🔴	B-Vit., Fe, Zn	3
Fleischwurst, Geflügel- (Lyoner, Mortadella)	🟡	B-Vit., Fe, Zn	3
Frankfurter Würstchen	🔴		3
Gelbwurst	🔴		3
Jagdwurst	🟡	Fe, Zn	3
Knackwurst	🔴		3
Lachsschinken	🟢	B-Vit., Fe, Zn	3
Landjäger	🔴		3
Leberkäse (Fleischkäse)	🔴	B-Vit., Fe	3
Leberpastete (Gänse-, Enten-) Ø	🔴		3
Leberwurst, grob, fein Ø	🔴		3
Mett (Schweinehack, roh, gewürzt)	🔴		3
Mettwurst	🔴		3
Mortadella, deutsche (Schwein, Fleischwurst mit Pistazien)	🔴		3
Mortadella, Geflügel-	🟡		3
Mortadella, italienische (Schwein)	🔴		3
Pastete (Fleisch-, Wild-, Geflügel-) Ø	🟡		3

Lebensmittel	Ampel	Plus	Gruppe
Roastbeef	🟢	B-Vit., Fe, Zn	3
Rostbratwurst, (Thüringer, Nürnberger)	🔴		3
Salami Ø	🔴		3
Schinken, gekocht (Kochschinken) Ø	🟢	B-Vit., Fe, Zn	3
Schinken, roh, geräuchert (Schwarzwälder, Parma, Serrano) Ø	🟡	B-Vit., Fe, Zn	3
Speck, durchwachsen	🔴		3
Sülze, Sulz, Aspik	🟢	B-Vit., Fe, Zn	3
Teewurst	🔴		3
Weißwurst	🔴		3
Wiener Würstchen	🔴		3

Fisch

Lebensmittel	Ampel	Plus	Gruppe
Aal	🔴		3
Bachsaibling	🟢		3
Barbe, (Rot-)	🟢		3
Barsch	🟢	Vit. D	3
Dorade (Goldbrasse)	🟢	J, Vit. D	3
Dornhai	🟡	J	3
Egli (Flussbarsch)	🟢		3
Flunder	🟢	J, Vit. D	3
Forelle (Bachforelle)	🟢	Vit. D	3
Hecht	🟢	Vit. D, Zn	3
Heilbutt	🟢	J, Vit. D	3

Lebensmittel	Ampel	Plus	Gruppe
Hering (Atlantikhering) (bis 100 g/Tag)	🟢	J, Vit. D	3
Kabeljau (Dorsch)	🟢	J, Vit. D	3
Karpfen	🟢		3
Katfisch (Seewolf, Steinbeißer)	🟢	J	3
Lachs (Salm) (bis 100 g/Tag)	🟢	J, Vit. D	3
Makrele (bis 100 g/Tag)	🟢	J, Vit. D	3
Pangasius	🟢		3
Renke (Felchen, Reinanke, Maräne)	🟢		3
Rochen	🟢	J, Vit. D	3
Rotbarsch (Goldbarsch)	🟢	J, Vit. D	3
Sardelle (Anchovis)	🟢	J, Vit. D	3
Sardine	🟢	J, Vit. D	3
Schellfisch	🟢	J	3
Scholle	🟢	J, Vit. D	3
Schwertfisch	🟡	J	3
Seehecht	🟢	J	3
Seelachs (Köhler)	🟢	J	3
Seeteufel	🟢	J	3
Seezunge	🟢	Vit. D	3
Steinbutt	🟢	Vit. D	3
Thunfisch (bis 100 g/Tag)	🟢	J, Vit. D	3
Wells (Waller, Schaidfisch)	🟡	J, Vit. D	3
Zander	🟢	J, Vit. D	3

Lebensmittel	Ampel	Plus	Gruppe
Fischwaren			
Aal, Flussaal, geräuchert	🔴		3
Bückling (Hering, gesalzen, geräuchert) (bis 100 g/Tag)	🟢	J, Vit. D	3
Fischkonserve mit Soße Ø (bis 100 g/Tag)	🟡	J, Vit. D	3
Flunder, geräuchert	🟢	Vit. D	3
Forelle, geräuchert	🟢	Vit. D	3
Hering, Brathering (bis 100 g/Tag)	🟢	J, Vit. D	3
Hering, mariniert (Bismarckhering) (bis 100 g/Tag)	🟢	J, Vit. D	3
Hering, Matjesfilet (bis 100 g/Tag)	🟢	J, Vit. D	3
Lachs, gebeizt (Graved Lachs) (bis 100 g/Tag)	🟢	J, Vit. D	3
Lachs, geräuchert (bis 100 g/Tag)	🟢	J, Vit. D	3
Makrele, geräuchert (bis 100 g/Tag)	🟢	J, Vit. D	3
Rollmops (bis 100 g/Tag)	🟢	J, Vit. D	3
Sardine, Konserve in Öl	🟡	J, Vit. D	3
Schillerlocke	🟡		3
Seelachs, Konserve in Öl (Lachsersatz)	🟡		3
Stockfisch (Kabeljau, getrocknet)	🟢	J, Vit. D	3
Surimi (Krebsfleischimitat)	🟢		3
Thunfisch, Konserve in Öl	🔴	J, Vit. D	3
Thunfisch, Konserve in Wasser (bis 100 g/Tag)	🟢	J, Vit. D	3

Lebensmittel	Ampel	Plus	Gruppe
Meeresfrüchte			
Austern	🟢	Zn	3
Garnelen (Scampi)	🟢	J, Zn	3
Hummer	🟢	J, Zn	3
Jakobsmuscheln	🟢	Zn	3
Krabben	🟢	J, Zn	3
Krebs (Flusskrebs)	🟢	Zn	3
Languste	🟢	Zn	3
Miesmuscheln	🟢	J, Zn	3
Tintenfisch (Sepia, Oktopus)	🟢	Vit. D	3
Eier			
Ei, (Hühner-)	🟢	Vit. D, B-Vit.	3
Eigelb	🔴	Vit. D, B-Vit.	3
Eiklar (Eiweiß)	🟢		3
Omelett	🟡	Vit. D, B-Vit.	3
Rührei	🟡	Vit. D, B-Vit.	3
Spiegelei	🟡	Vit. D, B-Vit.	3

Milch, Milchprodukte (Käse, Joghurt/Quark)

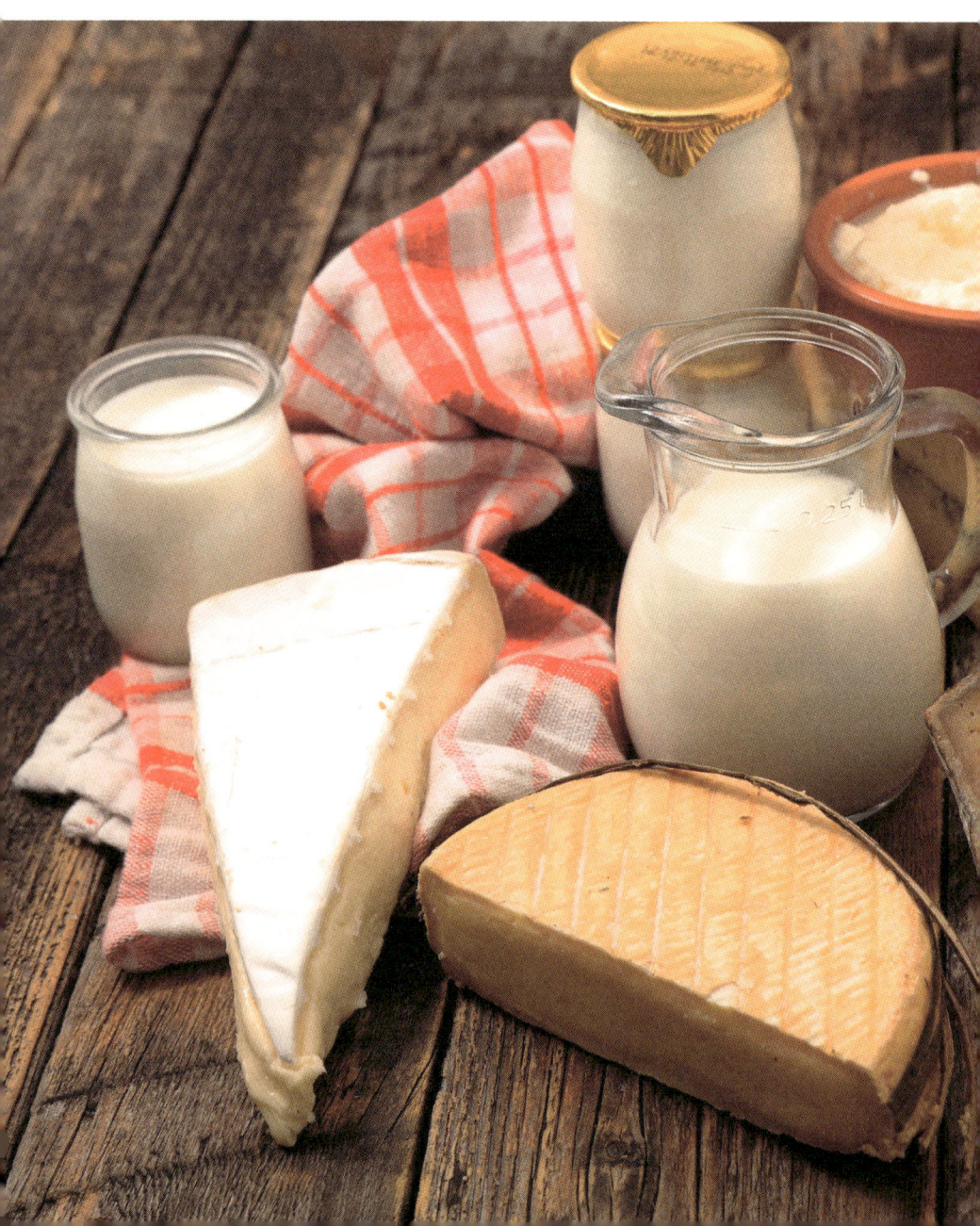

Lebensmittel	Ampel	Plus	Gruppe
Milch/Sahne			
Crème double (43 % Fett)	🔴		2
Crème fraîche (30–34 % Fett)	🔴		2
Kokosmilch, -creme	🟡		2
Kondensmilch, Kaffeerahm, -sahne Ø	🟡		2
Milch, Kuh-, Ziege- etc. (alle Fettstufen) bis 250 ml/Tag	🟢	B-Vit., Ca	2
Pflanzendrink (»Pflanzenmilch«) Ø, ungesüßt [1]	🔴	z. T. Ca	
Sahne, (Schlag-) Ø	🔴		2
Saure Sahne (10 % Fett)	🟡		2
Schmand (≤ 24 % Fett i. Tr.)	🟡		2
Joghurt/Quark			
Dickmilch mit Fruchtzubereitung (alle Fettstufen)	🟡	B-Vit., Ca	2
Dickmilch, Sauermilch (alle Fettstufen)	🟢	B-Vit., Ca	2
Joghurt (alle Fettstufen)	🟢	B-Vit., Ca	2
Joghurt mit Fruchtzubereitung (alle Fettstufen)	🟡	B-Vit., Ca	2
Quark mit Fruchtzubereitung (< 40 % Fett i. Tr.) Ø	🟡	Ca	2
Quark, Topfen (≤ 30 % Fett i. Tr.)	🟢	B-Vit., Ca	2
Quark, Topfen (≥ 40 % Fett i. Tr.)	🟡	B-Vit., Ca	2
Skyr	🟢	Ca	2

[1] Sofern eine Tagesmenge von 250 ml Milch bzw. calciumreichem Pflanzendrink (ca. 120 mg Ca pro 100 ml) nicht überschritten wird, kann diese Menge mit 1x grün bewertet werden. Die rote oder gelbe Bewertung erfolgt erst bei Überschreiten von 250 ml/Tag.

Lebensmittel	Ampel	Plus	Gruppe
Käse			
Appenzeller (≤20% Fett i. Tr.)	🟡	B-Vit., Ca	2
Appenzeller (≥30% Fett i. Tr.)	🔴	B-Vit., Ca	2
Bavaria Blue (alle Fettstufen)	🔴		2
Bel Paese (50% Fett i. Tr.)	🔴	B-Vit., Ca	2
Bergkäse (alle Fettstufen)	🔴	B-Vit., Ca	2
Brie (≥40% Fett i. Tr.)	🔴	B-Vit., Ca	2
Brie light (≤30% Fett i. Tr.)	🟡	B-Vit., Ca	2
Butterkäse (≥40% Fett i. Tr.)	🔴	B-Vit., Ca	2
Butterkäse light (≤30% Fett i. Tr.)	🟡	B-Vit., Ca	2
Camembert (≥40% Fett i. Tr.)	🔴	B-Vit., Ca	2
Camembert light (≤30% Fett i. Tr.)	🟡	B-Vit., Ca	2
Chester (Cheddar) (alle Fettstufen)	🔴	B-Vit., Ca	2
Edamer (≥30% Fett i. Tr.)	🔴	B-Vit., Ca	2
Edamer light (≤20% Fett i. Tr.)	🟡	B-Vit., Ca	2
Emmentaler (alle Fettstufen)	🔴	B-Vit., Ca	2
Feta (40–45% Fett i. Tr.)	🔴	B-Vit., Ca	2
Feta light	🟡	B-Vit., Ca	2
Frischkäse (≤30% Fett i. Tr.)	🟢	B-Vit., Ca	2
Frischkäse (40–50% Fett i. Tr.)	🟡	Ca	2
Frischkäse Doppelrahmstufe (≥60% Fett i. Tr.)	🔴		2

Lebensmittel	Ampel	Plus	Gruppe
Frischkäse, Körniger-, Hüttenkäse (alle Fettstufen)	🟢	B-Vit., Ca	2
Gorgonzola (45% Fett i. Tr.)	🔴	Ca	2
Gouda (alle Fettstufen)	🔴	B-Vit., Ca	2
Greyerzer, Gruyère (45% Fett i. Tr.)	🔴	B-Vit., Ca	2
Harzer, Korbkäse, Mainzer Handkäse (alle Fettstufen)	🟢	B-Vit., Ca	2
Kochkäse (≤20% Fett i. Tr.)	🟢	B-Vit., Ca	2
Kochkäse (≥30% Fett i. Tr.)	🟡	Ca	2
Leerdamer (45% Fett i. Tr.)	🔴	B-Vit., Ca	2
Limburger (≤30% Fett i. Tr.)	🟡	B-Vit., Ca	2
Limburger (≥40% Fett i. Tr.)	🔴	B-Vit., Ca	2
Mascarpone (alle Fettstufen)	🔴		2
Mozzarella (≤45% Fett i. Tr.)	🟡	B-Vit., Ca	2
Mozzarella (Büffel-) (>45% Fett i. Tr.)	🔴	B-Vit., Ca	2
Mozzarella Reibekäse/ Hartkäse Ø	🔴	B-Vit., Ca	2
Parmesan (alle Fettstufen)	🔴	B-Vit., Ca	2
Raclette (45% Fett i. Tr.)	🔴	Ca	2
Räucherkäse	🔴	Ca	2
Ricotta (≤30% Fett i. Tr.)	🟢	Ca	2
Ricotta (≥40% Fett i. Tr.)	🟡	Ca	2
Romadur (≤35% Fett i. Tr.)	🟡	B-Vit., Ca	2
Romadur (≥40% Fett i. Tr.)	🔴	B-Vit., Ca	2

Lebensmittel	Ampel	Plus	Gruppe
Sauermilchkäse	🟢		5
Scheibletten light Ø	🟡	B-Vit., Ca	2
Scheibletten Ø	🔴	B-Vit., Ca	2
Schichtkäse (≤30 % Fett i. Tr.)	🟢	B-Vit., Ca	2
Schichtkäse (≥40 % Fett i. Tr.)	🟡		2
Schmelzkäse (≤30 % Fett i. Tr.)	🟡	B-Vit., Ca	2
Schmelzkäse (≥40 % Fett i. Tr.)	🔴	B-Vit., Ca	2
Schnittkäse light Ø	🔴	B-Vit., Ca	2
Steppenkäse, Danbo (alle Fettstufen)	🔴	B-Vit., Ca	2
Tête de Moine (50 % Fett i. Tr.)	🔴	Ca	2
Tilsiter (≥30 % Fett i. Tr.)	🔴	B-Vit., Ca	2
Tilsiter light (≤20 % Fett i. Tr.)	🟡	B-Vit., Ca	2
Weichkäse (≥40 % Fett i. Tr.) Ø	🔴	B-Vit., Ca	2
Weichkäse light (≤30 % Fett i. Tr.) Ø	🟡	B-Vit., Ca	2
Ziegenfrischkäse (≤30 % Fett i. Tr.)	🟢	B-Vit., Ca	2
Ziegenfrischkäse (40–45 % Fett i. Tr.)	🟡	B-Vit., Ca	2
Ziegenschnittkäse (≥45 % Fett i. Tr.)	🔴	B-Vit., Ca	2
Ziegenweichkäse (≤30 % Fett i. Tr.)	🟡	B-Vit., Ca	2
Ziegenweichkäse (≥40 % Fett i. Tr.)	🔴	B-Vit., Ca	2

Pflanzenöl, Streichfett, Nüsse/Samen, Ölfrüchte

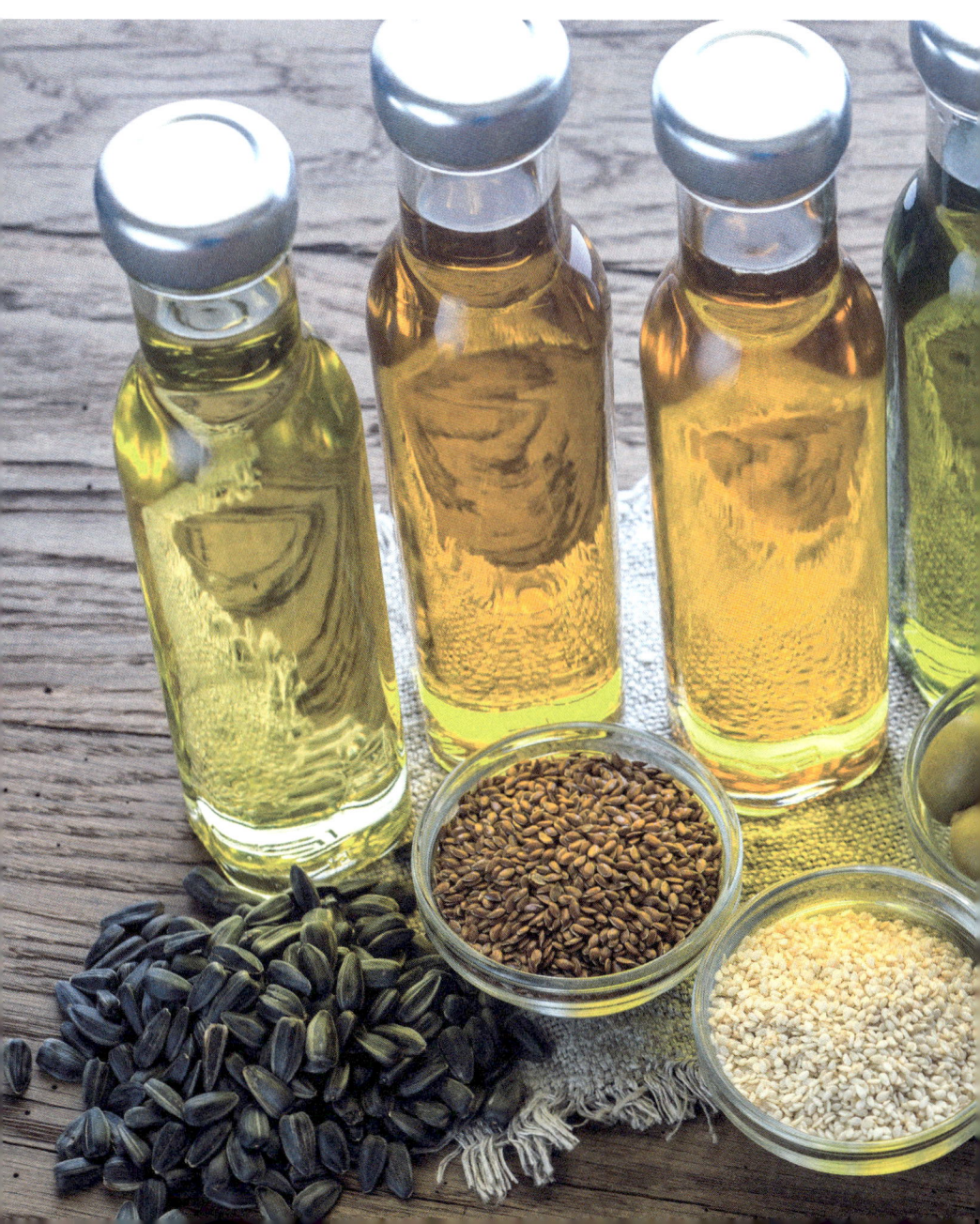

Lebensmittel	Ampel	Plus	Gruppe
Pflanzenöl			
Distelöl (Safloröl) (bis 2 EL/Tag)	🟡	Vit. E	1
Erdnussöl (bis 2 EL/Tag)	🟡	Vit. E	1
Kürbiskernöl (bis 2 EL/Tag)	🟡	Vit. E	1
Leinöl (bis 2 EL/Tag)	🟢	Vit. E	1
Maiskeimöl (bis 2 EL/Tag)	🟡	Vit. E	1
Olivenöl (bis 2 EL/Tag)	🟢	Vit. E	1
Rapsöl (bis 2 EL/Tag)	🟢	Vit. E	1
Sesamöl (bis 2 EL/Tag)	🟡	Vit. E	1
Sojaöl (bis 2 EL/Tag)	🟡	Vit. E	1
Sonnenblumenöl (bis 2 EL/Tag)	🟡	Vit. E	1
Traubenkernöl (bis 2 EL/Tag)	🟡	Vit. E	1
Walnussöl (bis 2 EL/Tag)	🟢	Vit. E	1
Weizenkeimöl (bis 2 EL/Tag)	🟡	Vit. E	1
Streichfett			
Butter (Süß- und Sauerrahm)	🔴	Vit. D	1
Butter, Halbfett- (40 % Fett)	🔴	Vit. D	1
Kokosfett, gereinigt	🔴		1
Margarine	🔴	Vit. D, Vit. E	1

Lebensmittel	Ampel	Plus	Gruppe
Margarine, Halbfett- (40% Fett)	🔴	Vit. D, Vit. E	1
Raps- oder Olivenölmargarine (bis 1 TL/Tag)	🟢	Vit. D, Vit. E	1
Sojamargarine	🔴	Vit. D, Vit. E	1

Nüsse/Samen

Lebensmittel	Ampel	Plus	Gruppe
Cashewnuss (bis 30 g/Tag)	🟡	B-Vit., Fe, Zn	1
Erdnuss (bis 30 g/Tag)	🟡	B-Vit., Fe, Zn	1
Haselnuss (bis 30 g/Tag)	🟢	B-Vit., Fe, Zn	1
Kastanie (Marone)	🟡	B-Vit., Fe, Zn	1
Macadamianuss (bis 30 g/Tag)	🟡	B-Vit., Fe, Zn	1
Mandel, süß (bis 30 g/Tag)	🟡	B-Vit., Fe, Zn	1
Paranuss (bis 30 g/Tag)	🟡	B-Vit., Fe, Zn	1
Pekannuss (bis 30 g/Tag)	🟡	B-Vit., Fe, Zn	1
Pinienkerne (bis 30 g/Tag)	🟡	B-Vit., Fe, Zn	1
Pistazie (bis 30 g/Tag)	🟢	B-Vit., Fe, Zn	1
Walnuss (bis 30 g/Tag)	🟢	B-Vit., Fe, Zn	1

Ölfrüchte

Lebensmittel	Ampel	Plus	Gruppe
Kokosnuss	🔴	B-Vit., Fe, Zn	1
Kürbiskerne (bis 30 g/Tag)	🟡	B-Vit., Fe, Zn	1
Leinsamen, ungeschält (bis 30 g/Tag)	🟢	Fe, Vit. E, Zn	1

Lebensmittel	Ampel	Plus	Gruppe
Oliven, grün (ohne Öl)	🟢		1
Oliven, schwarz (ohne Öl)	🟡	Fe, Vit. E	1
Sonnenblumenkerne (bis 30 g/Tag)	🟡	Fe, Vit. E, Zn	1

Fertiggerichte und Außerhausessen

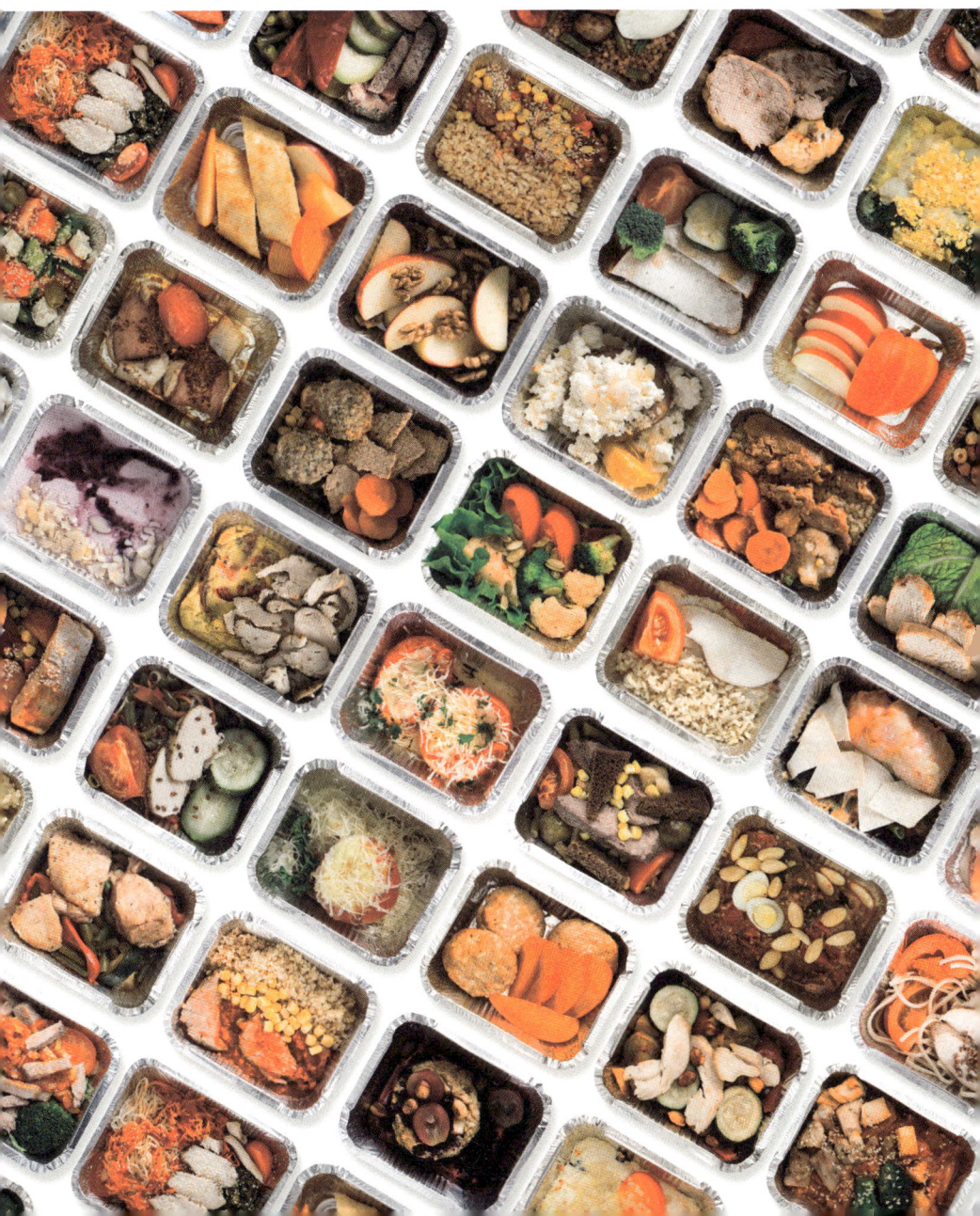

Lebensmittel	Ampel			Plus	Gruppe
Salate/Dressings					
Balsamico-Creme		🟡			
Balsamico-Essig	🟢				
Caesar Salad	🟢	🟢	🟡	Fol.	5 + 3 + 2
Dressing, Essig-Öl (bis 1EL/Tag)		🟡			1
Dressing, French-, Thousand-Island- Ø			🔴		2
Dressing, Italien- (bis 1EL/Tag)		🟡			1
Dressing, Joghurt- (bis 1EL/Tag)	🟢				2
Dressing/Salatsoße Ø (bis 1EL/Tag)		🟡			1
Eiersalat Ø	🟢		🔴		3 + 1
Essig Ø	🟢				
Essigmarinade			🔴		1
Fischsalat mit Gemüse und Mayonnaise	🟢	🟢	🟡		3 + 5 + 1
Fleischsalat		🔴	🔴		3 + 1
Geflügelsalat	🟢		🔴		3 + 1
Griechischer (Bauern-)Salat	🟢		🔴	Fol.	5 + 2
Grüne-Bohnen-Salat mit Essig	🟢				5
Gurkensalat mit Sahnesoße	🟢	🟡			5 + 2
Heringssalat mit Sahne (bis 100 g/Tag)	🟢		🔴	J, Vit. D	3 + 1
Kartoffelsalat mit Essig/Öl/Brühe		🟡	🟡		4 + 1
Kartoffelsalat mit Mayonnaise		🟡	🔴		4 + 1
Kartoffelsalat Ø		🟡	🟡		4 + 1

Lebensmittel	Ampel			Plus	Gruppe
Käsesalat Ø		🔴	🔴	Ca	2 + 1
Krautsalat mit Essig/Öl/Kümmel (Griechischer)	🟢	🟡		Fol.	5 + 1
Krautsalat mit Mayonnaise (Amerikanischer)	🟢		🔴	Fol.	5 + 1
Nizza-Salat mit Thunfisch und Ei	🟢	🟢	🟡	Vit. D	5 + 3 + 3
Nudelsalat mit Gemüse und Mayonnaise	🟢	🟢	🟡		4 + 5 + 1
Reissalat Ø	🟡	🟡	🟡		4 + 5 + 2
Rohkostsalat mit Salatsoße Ø	🟢	🟡			5 + 1
Rote-Bete-Salat mit Essig	🟢				5
Salat, grün mit Dressing Ø	🟢	🟡		Fol.	5 + 1
Salat-Croûtons			🔴		4
Sellerie-Apfel-Salat mit Zitronenmarinade	🟢	🟢			5 + 5
Selleriesalat mit saurer Sahne	🟢	🟡			5 + 2
Thunfischsalat mit Mayonnaise (bis 100 g/Tag)	🟢		🔴	J, Vit. D	3 + 1
Tomaten-Mozzarella-Salat (Caprese)	🟢	🟡		Ca	5 + 2
Tomatensalat mit Dressing Ø	🟢	🟡			5 + 1
Waldorfsalat	🟢	🟢	🟡		5 + 5 + 1
Wurstsalat mit Käse (Elsässer Wurstsalat)		🔴	🔴		3 + 2
Wurstsalat Ø		🔴	🔴		3 + 1

Eintöpfe/Suppen

Lebensmittel	Ampel	Plus	Gruppe
Backerbsen (Suppeneinlage)	🟡		4
Bohnensuppe (grüne Bohnen)	🟢	Mg	4

Lebensmittel	Ampel			Plus	Gruppe
Bohnensuppe, Serbische	🟢	🟢	🟢	Mg	4 + 3 + 5
Borschtsch (Rote-Rüben-Suppe)	🟢				5
Bouillabaisse (ohne Brot, ohne Mayonnaise)	🟢			J, Vit. D	3
Brühe, Fisch-, Fleisch-, Hühner-, Kraft- Ø	🟢				
Brühe, Gemüse- Ø	🟢				
Chilli con carne	🟢		🔴	Fe	4 + 3
Chinesische Suppe, sauer-scharf	🟢				3
Cremesuppe, Gemüse- Ø	🟢		🔴		5 + 2
Cremesuppe, Pilz- Ø	🟢		🔴		5 + 2
Erbsensuppe	🟢			Mg	5
Flädle, Pfannkuchenstreifen (Suppeneinlage)	🟡				4
Frühlingssuppe	🟢				5
Gaisburger Marsch	🟢	🟡			4 + 3
Gazpacho (kalte Gemüsesuppe)	🟢				5
Gebackene Bohnen in Tomatensoße	🟢	🟢		Mg	4 + 5
Gemüse-Eintopf mit Rindfleisch Ø	🟢	🟡		Fe	5 + 3
Graupensuppe	🟢				4
Grießnockerln (Suppeneinlage)	🟡				4
Grießsuppe mit Milch	🟢	🟡			4 + 2
Grünkohl mit Pinkel	🟢	🟡		Fe, Mg	5 + 3
Gulaschsuppe, ungarisch	🟢	🟡		Fe	5 + 3
Kartoffelsuppe	🟢	🟡			4 + 5

Lebensmittel	Ampel			Plus	Gruppe
Kohleintopf mit Fleischeinlagen	🟢	🟡			5 + 3
Kürbissuppe	🟢				5
Leberknödel (Suppeneinlage)		🟡			3
Linsensuppe/-eintopf (ohne Fleisch/Wurst)	🟢	🟡		Fe, Mg	4 + 5
Markklößchen (Suppeneinlage)			🔴		3
Minestrone (Gemüsesuppe)	🟢			Mg	5
Nudelsuppe	🟢				4
Suppe, klar mit Ei-Einlage	🟢				2
Suppe/Eintopf auf Gemüsebasis Ø	🟢				5
Tomatensuppe	🟢				5
Weiße Bohnen-Eintopf (mit Kartoffeln)	🟢	🟡		Mg	4 + 4
Wurst-, Speckeinlage			🔴		3

Pizza/Pasta, Pastasoßen

Lebensmittel	Ampel			Plus	Gruppe
Flammkuchen, Elsässer	🟡	🔴	🔴		4 + 3 + 2
Gnocchi		🟡			4
Lasagne, Cannelloni, überbacken	🟡	🟡	🟡		4 + 5 + 3
Maultaschen Ø	🟡	🟡	🟡		4 + 3 + 5
Nudelauflauf Ø	🟡	🟡	🔴		4 + 3 + 2
Nudeln mit Fleischfüllung Ø	🟢	🟡			4 + 3
Nudeln mit Gemüsefüllung Ø	🟢	🟡			4 + 5
Nudeln mit Käsefüllung Ø		🟡	🔴		4 + 2
Pastasoße Al Arrabiata	🟢				5

Lebensmittel	Ampel			Plus	Gruppe
Pasta Sauce Bolognese/ Pasta Asciutta Ø	🟢		🔴		5 + 3
Pastasoße Carbonara		🔴	🔴		3 + 2
Pastasoße Gorgonzola, 4-Käse		🟡			2
Pastasoße mit Rahm/Ricotta Ø	🟢				2
Pastasoße Muscheln in Weißweinsud (Vongole)	🟢				3
Pastasoße Napoli (Tomatensoße)	🟢				5
Pizza Ø		🟡	🔴		4 + 2 + 5
Pizza, Vollkorn-, vegetarisch Ø	🟡	🟡	🟡		4 + 2 + 5
Ravioli, Tortellini Ø	🟢	🟡			4 + 3
Tortelloni, Ricotta-Spinat-Füllung		🟡	🟡		4 + 2
Zwiebelkuchen (ohne Speck)	🟡	🟡	🔴		4 + 5 + 2

Fleischgerichte

Lebensmittel	Ampel			Plus	Gruppe
Braten, Rinder-		🟡		Fe, Zn	3
Carpaccio (ohne Parmesan, ohne Öl)	🟢			Fe, Zn	3
Cevapcici, Bifteki			🔴		3
Cordon bleu vom Schwein	🟡	🟡	🔴	Ca, B-Vit.	3 + 2 + 1
Eisbein, Schweinshaxe (geschmort)			🔴	B-Vit.	3
Fleischspieß, gegrillt	🟢			B-Vit., Fe, Zn	3
Geschnetzeltes, Kalbs-	🟢			B-Vit.	3
Gulasch, Rinder-, Schweine-, gemischt, mit Soße Ø	🟢	🟡		B-Vit., Fe, Zn	3 + 5
Gyros		🟡		Fe	3

Die Ernährungsampel | **56**

Lebensmittel	Ampel			Plus	Gruppe
Hackbraten		🟡			3
Kalbsfrikassee	🟢	🟢		B-Vit.	3 + 2
Kohlroulade	🟢		🔴		3 + 5
Königsberger Klopse mit Soße	🟢	🟡			3 + 2
Lammkoteletts, mariniert			🔴	B-Vit., Fe, Zn	3
Leber, sauer/gebraten	🟢			B-Vit., Fe	3
Leberkäse (Fleischkäse)			🔴	B-Vit., Fe	3
Musaka (Auberginen-Kartoffel-Hack-Auflauf)	🟢	🟢	🟡		5 + 4 + 3
Paprika mit Hackfleischfüllung	🟢		🔴		3 + 5
Quiche Lorraine, Lothringer Specktorte	🔴	🔴	🔴		4 + 3 + 2
Ragout fin in Blätterteig	🟡	🔴	🔴		3 + 4 + 2
Rippchen, gekocht		🟡		B-Vit.	3
Roulade (Rinds-, Schweine-)		🟡		B-Vit., Fe	3
Saltimbocca alla romana		🟡		B-Vit., Fe	3
Sauerbraten mit Soße Ø	🟢	🟡		B-Vit., Fe	3
Saumagen, Pfälzer		🟡	🔴		3 + 4
Schaschlik		🟡		B-Vit., Fe	3
Schäufele, badisches		🟡		B-Vit., Fe	3
Schnitzel »Wiener Art« (paniertes Schweineschnitzel)		🟡	🔴	B-Vit., Fe	3 + 1
Schweinekotelett, Natur		🟡		B-Vit., Fe	3
Schweinemedallions	🟢			B-Vit., Fe	3
Schweineschnitzel, Natur, gebraten Ø		🟡		B-Vit., Fe	3
Spareribs		🟡		B-Vit., Fe	3

Lebensmittel	Ampel			Plus	Gruppe
Suppenfleisch		🟡		B-Vit., Fe	3
Tafelspitz		🟡		B-Vit., Fe	3
Tellersülze	🟢			B-Vit., Fe	3
Wiener Schnitzel (paniertes Kalbsschnitzel)	🟢		🔴	B-Vit., Fe	3 + 1
Zwiebelrostbraten, Rinderrostbraten		🟡		B-Vit., Fe	3

Geflügelgerichte

Lebensmittel	Ampel			Plus	Gruppe
Corden bleu vom Hähnchen	🟡	🟡	🔴	Ca	3 + 2 + 1
Ente, gebacken		🟡		Fe	3
Hähnchen, gegrillt, mit Haut		🟡			3
Hühnerfrikassee	🟢	🟢			3 + 2
Hühnergeschnetzeltes	🟢				3
Putengeschnetzeltes	🟢				3
Tandoori Chicken	🟢				3

Fischgerichte

Lebensmittel	Ampel			Plus	Gruppe
Brathering (bis 100 g/Tag)	🟢			J, Vit. D	3
Fischfilet, paniert	🟢		🔴	J, Vit. D	3 + 1
Fischklößchen	🟢			J, Vit. D	3
Fischstäbchen	🟢		🔴	J, Vit. D	3 + 1
Fischtopf, Helgoländer (mit Aal)	🟢		🔴	J, Vit. D	3 + 2
Forelle blau	🟢			Vit. D	3
Forelle Müllerin	🟢		🔴	Vit. D	3
Hamburger Pannfisch mit (Senf-)Soße	🟢	🟢		J, Vit. D	3 + 2

Lebensmittel	Ampel			Plus	Gruppe
Heringsstipp, Sahnehering (bis 100 g/Tag)	🟢		🔴	J, Vit. D	3 + 2
Jakobsmuscheln provenzalische Art	🟢	🟢			3 + 5
Kabeljaufilet, in Folie gebacken	🟢			J, Vit. D	3
Krabben-Cocktail	🟢		🔴	J, Zn	3 + 2
Labskaus	🟢	🟢	🟡	J, Vit. D	4 + 3 + 5
Lachs, gedämpft, gegrillt (bis 100 g/Tag)	🟢			Vit. D	3
Paella Ø	🟡	🟡	🟡		4 + 3 + 5
Riesengarnelen, -scampi, gegrillt	🟢			J, Zn	3
Sashimi (bis 100 g/Tag)	🟢			J, Vit. D	3
Schlemmerfilet Ø		🟡		J, Vit. D	3
Sushi, Fertigprodukt Ø		🟡			4
Sushi, frisch Ø	🟢	🟡		J, Vit. D	4 + 3
Thunfisch, gegrillt (bis 100 g/Tag)	🟢			J, Vit. D	3
Tintenfischringe, paniert	🟢		🔴	Vit. D	3 + 1

Vegetarische Gerichte

Lebensmittel	Ampel			Plus	Gruppe
Asiapfanne (Gemüsepfanne)	🟢			Mg	5
Backkäse, Backcamembert, paniert		🔴	🔴	Ca	2 + 1
Chop Suey	🟢				5
Falafel (frittierte Kichererbsenbällchen)			🔴		4
Gemüse-Antipasti in Olivenöl (> 2 EL)	🟢		🔴		5 + 1
Gemüseauflauf mit Kartoffeln und Käse Ø	🟢	🟢	🟡	Ca	5 + 4 + 2

Lebensmittel	Ampel			Plus	Gruppe
Gemüsebratling Ø		🟡			5
Getreidebratling Ø		🟡		B-Vit.	4
Grillkäse (Halloumi), Ofenkäse			🔴	Ca	2
Kartoffel-Puffer, Reibekuchen	🟡	🟡	🟡		4 + 2 + 1
Käsefondue (ohne Brot) Ø		🔴	🔴		2
Käsespätzle		🟡	🔴		4 + 2
Linsencurry	🟢			Mg	4
Milchreis	🟢	🟡		Ca	4 + 2
Mozzarellasticks, paniert		🟡	🔴	Ca	2 + 1
Ofenkartoffel		🟡			4
Polentaschnitte		🟡			4
Quiche, Gemüse- Ø	🟡	🟡	🔴		5 + 4 + 2
Ratatouille	🟢			Mg	5
Reisauflauf mit Gemüse Ø	🟢	🟢	🟡		4 + 5 + 2
Reisauflauf mit Obst Ø	🟡	🟡	🟡		4 + 5 + 2
Risotto		🟡			4
Spinatlasagne	🟢	🟢	🟡	Ca, Fol.	5 + 4 + 2
Weinblätter gefüllt mit Reis		🟡			4

Mehlspeisen

Lebensmittel	Ampel			Plus	Gruppe
Dampfnudeln		🔴	🔴		4 + 1
Germknödel, Hefekloß		🔴	🔴		4 + 1
Grießbrei	🟢	🟡			4 + 2
Kaiserschmarrn	🟡	🟡	🔴		4 + 2 + 3

Die Ernährungsampel | 60

Lebensmittel	Ampel			Plus	Gruppe
Pfannkuchen		🟡	🔴		4 + 2
Rohrnudeln		🔴	🔴		4 + 1

Fast Food

Lebensmittel	Ampel			Plus	Gruppe
Bami Goreng mit Huhn	🟡	🟡	🟡		4 + 3 + 5
Big Mac	🟡	🔴	🔴	Fe	3 + 4 + 1
Bockwurst, Brühwurst Ø			🔴		3
Bratwurst Ø			🔴		3
Cheeseburger	🟡	🔴	🔴	Fe	3 + 4 + 2
Chicken Nuggets	🟢		🔴		3 + 1
Chicken Wings			🔴		3
Currywurst mit (Curry-)Ketchup	🟢		🔴		3
Döner Kebab, Yufka Kebab Ø	🟡	🟡	🟡	B-Vit.	4 + 5 + 3
Döner Kebab, Yufka Kebab, vegetarisch Ø	🟢	🟢	🟡		4 + 5 + 4
Fischbrötchen »Bremer«	🟡	🟡	🔴		4 + 3 + 1
Fish Mac	🟡	🔴	🟡		3 + 4 + 1
Frikadelle (Bulette)		🟡			3
Frühlingsrolle Ø	🟡	🟡	🔴	Mg	4 + 5 + 3
Hamburger	🟡	🔴	🔴	Fe	3 + 4 + 1
Lahmacun, gefüllt (Türkische Pizza)	🟢	🟢	🟡		4 + 5 + 3
Leberkäse (Fleischkäse) im Brötchen		🔴	🔴	B-Vit., Fe	3 + 4
Nasi Goreng	🟢	🟢	🟡		4 + 3 + 5
Pommes frites, frittiert		🔴	🔴		4 + 1

Lebensmittel	Ampel			Plus	Gruppe
Rostbratwurst, (Thüringer, Nürnberger)		🔴			3
Weißwurst		🔴			3
Wrap mit Hähnchen und Salat	🟡	🟡	🟡		4 + 3 + 5

Sandwiches/Baguettes

Lebensmittel	Ampel			Plus	Gruppe
Arme Ritter	🟡	🔴	🟡		4 + 2 + 3
Baguette Classic mit Schinken und Käse	🟡	🟡	🔴	Ca	4 + 3 + 2
Baguette mit Parmaschinken und Parmesan	🟡	🔴	🔴	Ca	4 + 3 + 2
Clubsandwich mit Geflügel	🟡	🔴	🔴		4 + 3 + 1
Clubsandwich mit Thunfisch	🟡	🟡	🔴		4 + 3 + 1
Croque Ø	🟡	🔴	🔴		4 + 3 + 2
Pizza-Baguette Ø	🟡	🟡	🔴		4 + 2 + 5
Salami-Baguette mit Salat	🟡	🟡	🔴		4 + 3 + 1
Sandwich aus der Kühltheke Ø	🟡	🔴	🔴		4 + 3 + 1
Schinken-Käse-Toast	🟡	🔴	🔴	Ca	4 + 3 + 2
Strammer Max	🟡	🟡	🔴		4 + 3 + 3
Toast Hawaii	🟡	🔴	🔴		4 + 3 + 2
Tomaten-Mozzarella-Baguette	🟡	🟡	🔴	Ca	4 + 2 + 5

Beilagen

Lebensmittel	Ampel			Plus	Gruppe
Apfel-Rotkraut/Rotkohl	🟢				5
Blumenkohl mit Semmelbröseln	🟢		🔴		5 + 1
Bratkartoffeln		🟡			4
Bulgur		🟡			4

Lebensmittel	Ampel	Plus	Gruppe
Couscous	🟡		4
Erbsenpüree	🟢		4
Folienkartoffeln	🟡		4
Gemüse, frittiert, paniert Ø	🟢	🔴	5 + 1
Gemüse, gratiniert/überbacken Ø	🟢	🔴	5 + 2
Gemüsebeilagen Ø	🟢		5
Kartoffelbrei	🟢 🟡		4 + 2
Kartoffelgratin	🟡	🔴	4 + 2
Kartoffelklöße aus Knödelpulver halb und halb	🟡		4
Kartoffelkroketten	🟡		4
Kartoffeln, Salz-, Rosmarin-	🟡		4
Nudeln aus Hartweizengrieß (Pasta) Ø	🟡		4
Nudeln, Eier- Ø	🟡		4
Pommes frites, fritiert	🔴	🔴	4 + 1
Pommes frites, im Backofen zubereitet		🔴	4
Rahmspinat	🟢	Fol.	5
Reis, weißer, Klebreis	🟡		4
Risi Bisi (Erbsenreis)	🟢 🟡		5 + 4
Sauerkraut	🟢		5
Schupfnudeln, gebraten	🟡		4
Semmelknödel	🟡		4
Spätzle	🟡		4
Wokgemüse Ø	🟢	Mg	5

Lebensmittel	Ampel	Plus	Gruppe
Soßen			
Bechamelsoße	🟢		1
Bernaise, Sauce-	🔴		1
Bratensoße Ø	🟢		
Curry-Sahne-Soße	🟡		2
Currysoße, indisch	🟢		
Dunkle Soße Ø	🟢		
Erdnussoße Ø	🔴		1
Frankfurter Grüne Soße	🔴		1
Helle Soße Ø	🟢		
Hollandaise, Sauce	🔴		1
Hollandaise, Sauce, light	🟡		1
Jägersoße	🟢		
Käsesoße Ø	🟡	Ca	2
Madeirasoße	🟢		
Meerrettichsoße	🟢		1
Pesto Ø (bis 20 g/Tag)	🟡		1
Rahmsoße, Pilz-, Pfeffer- Ø	🟡		2
Reissoße, chinesisch, indisch Ø	🟢		
Rotweinsoße, Burgundersoße	🟢		
Schaschliksoße	🟢		
Senfsoße	🟢		
Süß-Sauer-Soße	🟢		
Weißwein-Sahne-Soße	🔴		2

Lebensmittel	Ampel	Plus	Gruppe
Dips			
Ajvar (Gemüsekaviar)	🟢		5
Chutney	🟢		
Cocktailsoße, -dressing	🔴		1
Cumberlandsoße	🟡		
Grillsoße, BBQ-, Chilli-, süß-sauer Ø	🟡		
Grillsoße, Curry-, Knoblauch- Ø	🔴		1
Guacamole (Avocadocreme)	🟡		5
Ketchup	🟡		
Mayonnaise (> 50 % Fett)	🔴		1
Mayonnaise, light (< 10 % Fett)	🟢		
Meerrettich, Sahne-	🔴		2
Preiselbeeren, Wild-	🟡		5
Remoulade, Remouladensoße Ø	🔴		1
Rot-Weiß (Ketchup und Mayonnaise)	🔴		1
Salsa-Dip	🟢		
Senf, (Tafel-), Mostrich	🟢		
Sojasoße (dunkel)	🟢		
Sojasoße, süß (Ketjap Manis)	🟡		
Sour Cream	🟡	Ca	2
Tsatsiki (Zaziki) Ø	🟡	Ca	2

Lebensmittel	Ampel	Plus	Gruppe
Brotaufstriche			
Apfelkraut, Birnenkraut Ø	🟡		
Dicksaft, Agaven-, Apfel,- Birnen-	🔴		
Erdnussbutter, Erdnussmus (bis 1TL/Tag)	🟡		1
Fruchtaufstrich (≥75% Frucht) Ø	🟡		
Fruchtpüree, ungesüßt Ø	🟢		5
Honig	🔴		
Konfitüre, Marmelade, Gelee Ø	🔴		
Marmelade mit Süßstoff Ø	🟢		
Nuss-Nougat-Creme	🔴		1
Obatzter	🟡	Ca	2
Pflaumenmus	🟡		
Rübenkraut, Zuckerrübensirup	🔴		
Schmalz, Gänse-, Schweine-, Rinder-, Butter- Ø	🔴		1
Schmalzersatz, vegetarisch	🔴		1
Sirup, Ahorn-, Reis-	🔴		
Tapenade (bis 20 g/Tag)	🟡		1
vegetarischer Brotaufstrich (Hefe- oder Sojabasis) Ø	🟡		4

Zucker und Süßes

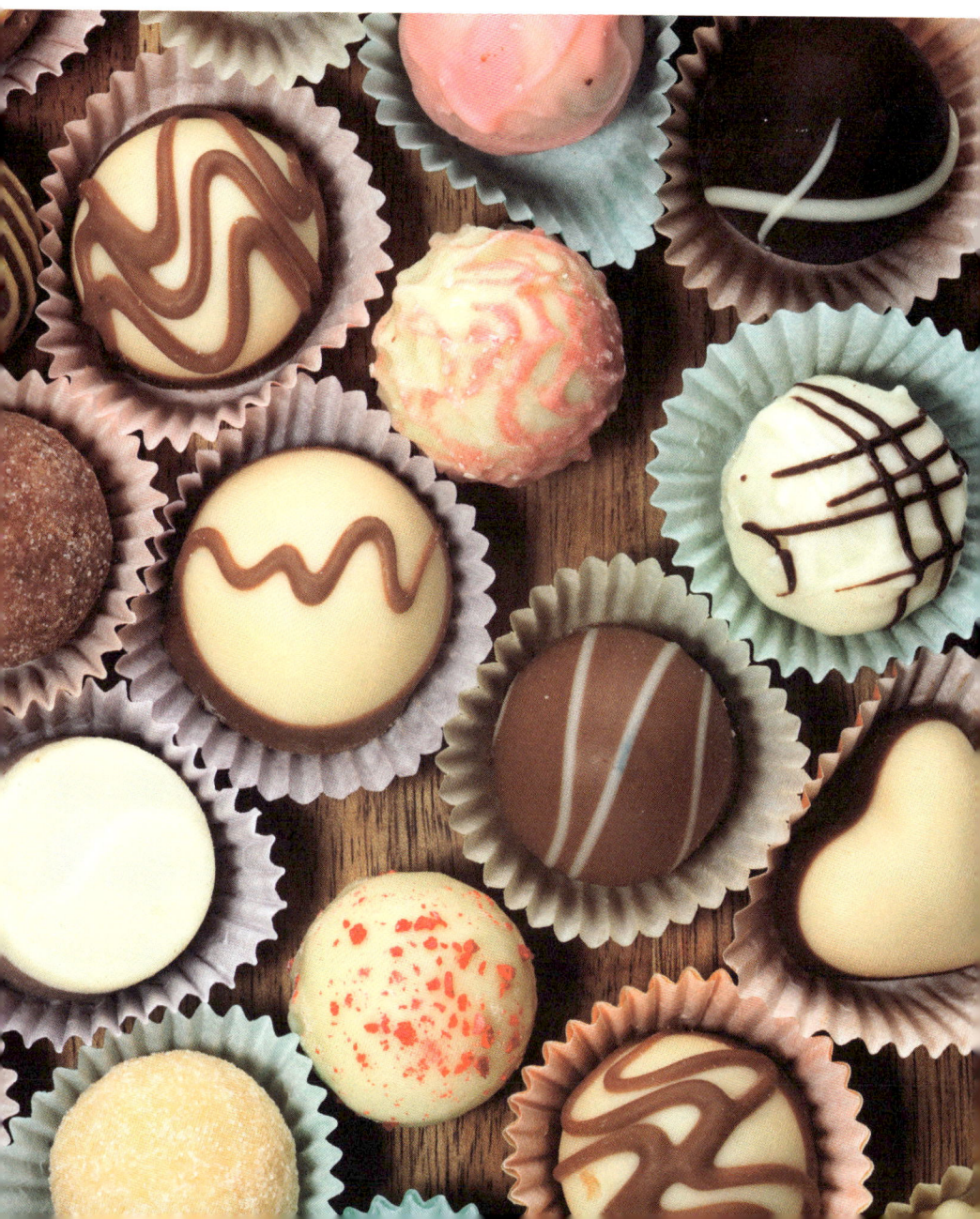

Lebensmittel	Ampel	Plus	Gruppe
Süßwaren/Schokolade/Zucker			
Bonbons, Karamellen	🔴		
Dominosteine	🔴		
Fruchtgummis	🔴		
Geleefrüchte	🔴		
Kakaopulver (bis 30 g/Tag)	🟡	Mg, Fe	
Lakritze	🔴		
Marzipan	🔴		
Nougat, dunkler	🔴		
Nougat, weißer (Türkischer Honig)	🔴		
Praline Ø	🔴		
Puffreis	🔴		4
Puffreis-Waffel mit Schokolade	🔴		4
Riegel (Müsli-, Schoko-, Frucht-) Ø	🔴		
Schaumzucker (Mäusespeck)	🔴		
Schoko-Kuss	🔴		
Schokolade Ø	🔴	Mg	
Schokolade, dunkel, ≥70 % Kakaoanteil (bis 1 Riegel/Tag)	🟡	Mg	
Zucker, weiß, braun, Rohr-	🔴		
Zuckerwatte	🔴		

Lebensmittel	Ampel	Plus	Gruppe
Backwaren/Gebäck			
Amerikaner	🔴		4
Apfeltasche, Kirschtasche	🔴		4
Backwaren Ø	🔴		4
Baklava	🔴		4
Berliner Pfannkuchen, Krapfen	🔴		4
Biskuit (Löffel-)	🔴		4
Donut (Doughnut) Ø	🔴		4
Kekse, Plätzchen Ø	🔴		4
Kokosmakronen	🔴		4
Lebkuchen, Printen Ø	🔴		4
Linzer Auge (Hildabrötchen)	🔴		4
Muffin Ø	🔴		4
Müslikeks	🔴		4
Nusshörnchen	🔴		4
Quarkbällchen, Mutzen	🔴		4
Schnecke, Pudding-, Mohn-, Streusel- Ø	🔴		4
Spekulatius	🔴		4
Spritzgebäck Ø	🔴		4
Vollkornbackwaren mit Früchten Ø	🔴	B-Vit.	4
Vollkornbackwaren mit Nüssen Ø	🔴	B-Vit.	4
Vollkornkeks, ohne Zucker	🔴	B-Vit.	4
Waffeln	🔴		4
Windbeutel	🔴		4
Zwieback	🔴		4

Lebensmittel	Ampel	Plus	Gruppe
Kuchen/Torten			
Apfelkuchen, gedeckt	🟡		4
Bienenstich	🔴		4
Biskuitrolle Ø	🔴		4
Buttercremetorte Ø	🔴		4
Butterkuchen	🔴		4
Früchtebrot	🔴		4
Gewürzkuchen Ø	🔴		4
Käsekuchen	🟡	Ca	4
Nusskuchen	🔴		4
Obstkuchen, Hefeteig Ø	🟢 🔴		4 + 5
Obstkuchen, Rühr-/Mürbeteig Ø	🟢 🔴		4 + 5
Obsttorte auf Biskuitboden Ø	🟢 🔴		4 + 5
Rührkuchen, Marmorkuchen Ø	🔴		4
Sahnetorte Ø	🔴		4
Sandkuchen	🔴		4
Stollen, Dresdner-, Marzipan-, Mohn- Ø	🔴		4
Desserts/Eis			
Apfelmus Ø	🟢		5
Apfelstrudel	🟡		4
Baiser (Meringue)	🔴		
Bananensplit	🟡 🔴	Mg	2 + 5
Bayerische Creme	🔴		2
Birne Helene	🟡 🔴		2 + 5

Lebensmittel	Ampel	Plus	Gruppe
Bratapfel	🟡		5
Crêpes Suzette	🟡 🔴		4 + 3
Eis, Frucht-, Sorbet Ø (bis 1 Kugel/Tag)	🟡		
Eis, Milch-, Sahne-, Creme- Ø (bis 1 Kugel/Tag)	🟡	Ca	2
Eistorte (bis 1 Stk./Tag)	🟡		2
Fruchtcocktail	🟡		5
Fruchtsoße Ø	🟡		
Götterspeise	🟡		
Griechischer Joghurt mit Honig	🟡	Ca	2
Grießpudding	🟡		4
Grütze, Rote, Grüne, Frucht- Ø	🟡		5
Heiße Himbeeren	🟢		5
Kaltschale, Frucht- Ø	🟢		5
Kompott Ø	🟡		5
Milchreis mit Zimtzucker	🟡		4
Mousse au Chocolat	🔴		3
Obst im Teigmantel, frittiert	🔴		1
Obstsalat, ungesüßt	🟢		5
Pudding, Sahne-	🟡		2
Quarkstrudel, Topfenstrudel	🔴		4
Reispudding	🟡		4
Rumtopf	🔴		
Schlagsahne, gesüßt, Portion	🔴		2
Schokoladensoße	🔴		
Stippmilch	🟡	Ca	2

Zucker und Süßes | 71

Lebensmittel	Ampel	Plus	Gruppe
Tiramisu	🔴		2
Topfenknödel	🔴		4
Vanillesoße	🟡		2
Waffeln	🔴		4

Knabberartikel

Lebensmittel	Ampel	Plus	Gruppe
Chips, Gemüse- Ø	🔴		5
Chips, Kartoffel- Ø	🔴		4
Chips, Tortilla- (Nachos) Ø	🔴		4
Cracker	🔴		4
Erdnüsse, geröstet (bis 30 g/Tag)	🟡	B-Vit.	1
Erdnusslocken, -flips	🔴		1
Essiggurken, Gewürzgurken	🟢		5
Gebrannte Mandeln	🔴		1
Getreide, gepufft	🔴		4
Grissini	🔴		4
Kekse, Kleingebäck Ø	🔴		4
Krupuk (Krabbenchips)	🔴		1
Nüsse im Teigmantel	🔴		1
Popcorn, süß, salzig	🔴		4
Reiswaffel, Puffreis	🔴		4
Russisch Brot	🔴		4
Salzstangen, -brezeln	🔴		4
Schoko-Rosinen	🔴		
Studentenfutter (bis 30 g/Tag)	🟡		1
Zwieback, Mini-	🔴		4

Getränke

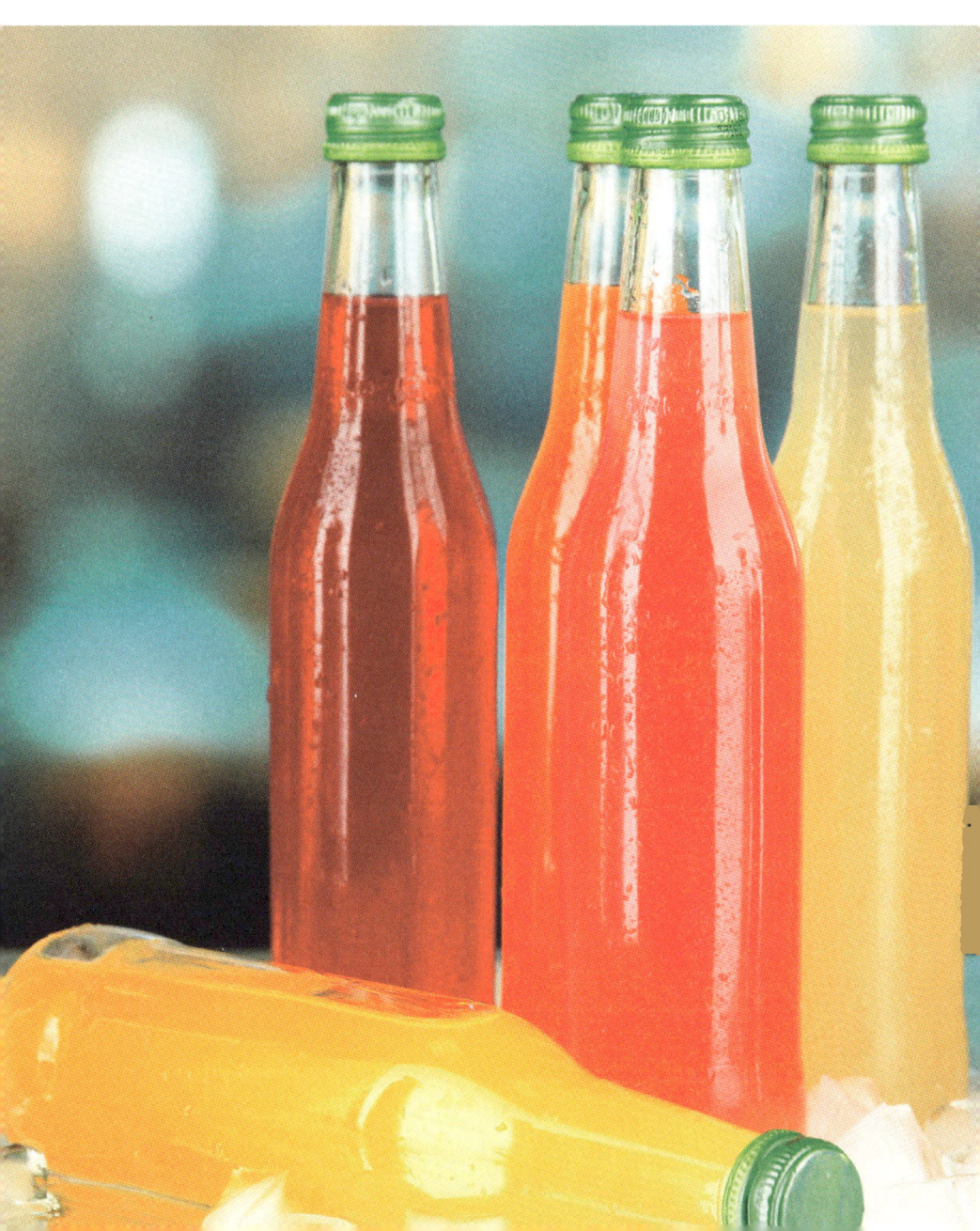

Lebensmittel	Ampel	Plus	Gruppe
Energiefreie Getränke			
Kaffee, ungesüßt			
Lightlimonaden, zuckerfrei			
Tee, ungesüßt			
Wasser, (Mineral-)			
Energiehaltige Getränke			
ACE-Saft	🔴		
Apfelsaft	🔴		
Ayran	🔴	Ca	2
Bier, alkoholfrei	🟡		
Bubble-Tea	🔴	🔴	
Buttermilch mit Fruchtzubereitung	🔴	Ca	2
Buttermilch, ungesüßt [1]	🔴	B-Vit., Ca	2
Cappuccino, ungesüßt [1]	🔴		2
Cocktail, alkoholfrei Ø	🔴	🔴	
Colagetränk	🔴		
Eiskaffee, -schokolade	🔴	🔴	2
Eistee Ø	🟡		
Eiweiß-Shake, >50 % Protein (bis 1 Portion/Tag)	🟡		2
Energy-Drink Ø	🔴		

[1] Sofern eine Tagesmenge von 250 ml Milch bzw. calcuimreichem Pflanzendrink (ca. 120 mg Ca pro 100 ml) nicht überschritten wird, kann diese Menge mit 1x grün bewertet werden. Die rote oder gelbe Bewertung erfolgt erst bei Überschreiten von 250 ml/Tag.

Lebensmittel	Ampel	Plus	Gruppe
Haferdrink, ungesüßt [1]	🔴	z. T. Ca	
Haselnuss-/Cashewdrink, ungesüßt [1]	🟡	z. T. Ca	
Isotonisches Getränk Ø	🟡		
Kakaotrunk (Kaba)	🔴 🔴	Ca	2
Kefir (>1,5 % Fett)	🔴	B-Vit., Ca	2
Kokosnussdrink, ungesüßt [1]	🟡	z. T. Ca	
Latte Macchiato, ungesüßt [1]	🔴		2
Limonade Ø	🔴		
Malzbier, Malztrunk	🔴		
Mandeldrink, ungesüßt [1]	🟡	z. T. Ca	
Milch, Trink- (alle Fettstufen) [1]	🔴	Ca	2
Milch, Vanille-, Erdbeer-, Schoko- Ø	🔴 🔴	Ca	2
Milchkaffee, ungesüßt [1]	🔴	z. T. Ca	2
Milchshake Ø	🔴 🔴	Ca	2
Molke, ungesüßt [1]	🟡	Ca, B-Vit.	2
Pflanzendrink, gesüßt (Vanille, Schoko, Banane etc.)	🔴		
Reisdrink, ungesüßt [1]	🔴	z. T. Ca	
Saft, Frucht-, Nektar Ø	🔴		
Saft, Gemüse Ø	🟡		5
Saft-Schorlen (1:3)	🟡		
Sekt, alkoholfrei	🟡		

[1] Sofern eine Tagesmenge von 250 ml Milch bzw. calciumreichem Pflanzendrink (ca. 120 mg Ca pro 100 ml) nicht überschritten wird, kann diese Menge mit 1x grün bewertet werden. Die rote oder gelbe Bewertung erfolgt erst bei Überschreiten von 250 ml/Tag.

Lebensmittel	Ampel		Plus	Gruppe
Sirup Ø	🔴	🔴		
Smoothie Ø		🔴		5
Sojadrink, ungesüßt [1]		🔴	z. T. Ca	4
Trink-Joghurt, gesüßt	🔴	🔴		2
Wasser, aromatisiert	🟡			

[1] Sofern eine Tagesmenge von 250 ml Milch bzw. calcuimreichem Pflanzendrink (ca. 120 mg Ca pro 100 ml) nicht überschritten wird, kann diese Menge mit 1x grün bewertet werden. Die rote oder gelbe Bewertung erfolgt erst bei Überschreiten von 250 ml/Tag.

Alkoholische Getränke

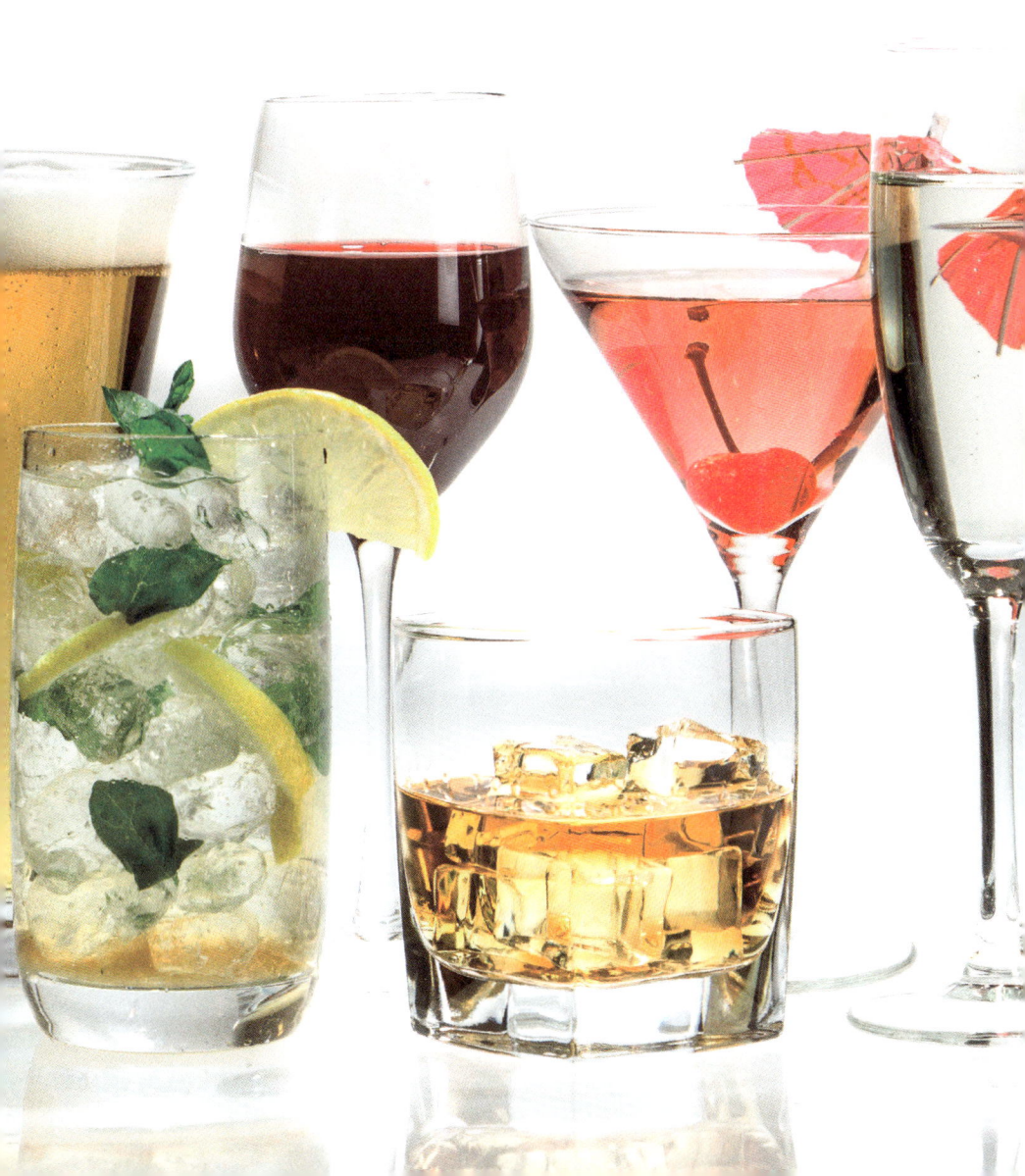

Lebensmittel	Ampel	Plus	Gruppe
Alkoholische Getränke			
Apfelwein (Cidre)	🔴		
Bier Ø [2]	🔴		
Doppelbock, Starkbier	🔴	🔴	
Bowle, Punsch	🔴	🔴	
Branntweine, klare Spirituosen Ø	🔴	🔴	
Cocktails Ø	🔴	🔴	
Dessertweine Ø	🔴	🔴	
Glühwein	🔴	🔴	
Grog (Tee mit Rum)	🔴		
Irish Coffee	🔴		
Likör Ø	🔴	🔴	
Longdrinks Ø	🔴	🔴	
Schnaps	🔴	🔴	
Sekt, Champagner	🔴	🔴	
Wein Ø	🔴	🔴	
Weinschorle Ø [2]	🔴		

[2] Sofern eine Tagesmenge von 200 ml Weinschorle (¹/₃ Wein) oder Bier nicht überschritten wird, kann diese Menge mit 1x gelb bewertet werden. Die rote Bewertung erfolgt erst bei Überschreiten von 200 ml/Tag.

LEGENDE

Ø	Im Durchschnitt		i. Tr.	in der Trockenmasse
B-Vit.	B-Vitamine		Mg	Magnesium
Ca	Calcium		Stk.	Stück
Fe	Eisen		Vit. D	Vitamin D
Fol.	Folsäure		Vit. E	Vitamin E
Fruchtzub.	Fruchtzubereitung		Zn	Zink
J	Jod			

4 Der Gebrauch:
So setzen Sie die Ernährungsampel richtig ein

Auswertung der *3-Tage-Bestandsaufnahme meiner Ernährung*

Haben Sie an drei aufeinanderfolgenden Tagen Ihre bisherige Ernährungsweise protokolliert?

Dann werten Sie Ihre Bestandsaufnahme jetzt mithilfe Ihrer Austauschtabelle für den Ernährungsalltag (ab Seite 19) aus. Dabei gehen Sie folgendermaßen vor:

- Wählen Sie das Protokoll mit den meisten Positionen.
- Ordnen Sie dann allen verzehrten Lebensmitteln, Fertiggerichten/Außerhausessen, Süßigkeiten sowie energiehaltigen und alkoholischen Getränken Farben aus der Austauschtabelle zu.
- Bilden Sie für jede Farbe die Summe.
- Ermitteln Sie abschließend für die grünen Positionen den prozentualen Anteil an der Gesamtsumme.

Bewertung der *3-Tage-Bestandsaufnahme meiner Ernährung*

Und nun zur Bewertung und Interpretation Ihres Protokolls:

- Wie viele grüne und wie viele rote Positionen haben Sie ermittelt?
- Wie viel Prozent machen die grünen Positionen an der Gesamtsumme aus?

Das sind die beiden entscheidenden Fragen, mit deren Hilfe Sie Ihre Ernährungsweise künftig ganz leicht bewerten und auch einfach verbessern können.

Die zentralen Ampel-Ernährungsempfehlungen

Machen Sie ab sofort die Umsetzung der aus der Bewertung resultierenden zentralen Ampel-Ernährungsempfehlungen zu Ihrem Ziel:

- Verzehren Sie nach Möglichkeit mehr als die Hälfte an Lebensmitteln oder Fertiggerichten aus dem grünen Bereich der Ampel.
- Genießen Sie idealerweise maximal zwei rote Positionen am Tag.

Planen Sie, die Ernährungsampel zur Gewichtsstabilisierung oder zur Optimierung Ihrer Ernährungsweise und nicht zum Abnehmen einzusetzen? Dann dürfen Sie die roten Positionen um eine bis maximal zwei, also auf insgesamt drei bis vier am Tag erhöhen.

Und damit wäre auch schon das Wichtigste zum Gebrauch unserer Ampel gesagt. Das heißt: Wenn Sie sich an die soeben eingeführten Empfehlungen halten, müssen Sie fürs Erste kaum mehr beachten.

Tauschen Sie Lebensmittel

Ausgehend vom Ergebnis Ihrer ausgewerteten Bestandsaufnahme bedeuten unsere Empfehlungen für Ihren konkreten Ernährungsalltag: rote gegen grüne oder gegebenenfalls gelbe Lebensmittel zu tauschen.

Bewegen Sie sich möglichst in derselben Lebensmittelgruppe. Die Lebensmittelgruppen sind mit den Ziffern 5, 4, 3, 2, 1 in der Ampel gekennzeichnet (siehe Seite 92 ff.). Wenn Sie beispielsweise ein helles Brötchen, das rot bewertet ist, gegen ein grünes Lebensmittel austauschen möchten, sollten Sie Ihre Alternative wieder in der Gruppe »4«, also bei Brot, Müsli, Hülsenfrüchte, Kartoffeln, Reis oder Nudeln, suchen. Berücksichtigen Sie beim Tausch immer auch Ihre persönlichen Geschmacksgewohnheiten.

Wählen Sie gelbe Lebensmittel mit Bedacht
Nun fragen Sie sich bestimmt, wie Sie mit gelben Lebensmittelvertretern verfahren? Die simple Antwortet lautet: Verzehren Sie diese in maßvollem Umfang.

Anders als für grüne und rote Lebensmittel gibt es für gelbe keine feste Vorgabe, was deren Anzahl auf Ihrem Speiseplan betrifft. Sie sind stets in Abhängigkeit von grün zu sehen. Wenn nicht mindestens die Hälfte der von Ihnen verzehrten Lebensmittel aus dem grünen Bereich der Ampel stammt, sollten Sie damit beginnen, auch gelbe gegen grüne auszutauschen.

Missverstehen Sie grüne Positionen nicht als »Freifahrschein«.
Bleiben Sie bei den Mengen bzw. Portionen, die Sie bislang verzehrt haben.

Wenn Ihr Frühstück beispielsweise regelmäßig aus einem Toast mit einer Scheibe Gouda bestand (= 2x rot) und Sie für den nächsten Tag einen Lebensmitteltausch planen, könnte eine mögliche Alternative lauten: eine Scheibe Pumpernickel mit einer Scheibe Tilsiter ≤20 Prozent Fett i. Tr. (= 1x grün, 1x gelb). Anders ausgedrückt: Nur weil Pumpernickel grün und Tilsiter gelb bewertet werden, sollten Sie sich jetzt nicht auf einmal zwei Brote belegen und essen.

Abgesehen davon würden Sie in diesem Beispiel feststellen, dass Ihr neues Frühstück besser sättigt, Sie folglich sogar weniger davon essen müssten. Doch dies ist ein anderer positiver Effekt unserer Ampel, auf den wir später noch zurückkommen werden (siehe Seite 105 f.).

Sie brauchen (fast) nicht auf Mengenangaben oder Portionsgrößen zu achten

Wie Ihnen bereits aufgefallen sein dürfte, finden sich in der Austauschtabelle keine Mengenangaben oder Portionsgrößen. Das ist wieder eine gute Nachricht für Sie: Ihr qualitativer Lebensmitteltausch macht eine Auseinandersetzung mit vorgegebenen Mengen, wie Sie es vielleicht von früheren Diäten kennen, nahezu überflüssig.

Ein ständiges Abwiegen ist auf Dauer auch gar nicht praktikabel. Oder wollen Sie den Kellner bei Ihrem nächsten Restaurantbesuch wirklich nach einer Küchenwaage für die Pasta mit Tomatensoße auf Ihrem Teller fragen?

Doch keine Regel ohne Ausnahme: Zu Ihren Gunsten haben wir fettreiche Meeresfische, Speiseöle und Nüsse, die jeweils reich an einfach ungesättigten (EUFS) sowie mehrfach ungesättigten (MUFS) Omega-3-Fettsäuren sind, grün bewertet. Schließlich ist deren positive Wirkung für unsere Gesundheit sehr weitreichend. Weil sich Lachs und Co. aufgrund ihrer Energiedichte aber eindeutig in der roten Skala bewegen, mussten wir hier doch ein paar Tages-Beschränkungen für Sie festlegen:

- 100 Gramm für Fische,
- 2 Esslöffel für Öle,
- 30 Gramm für Nüsse.

Diese Mengenbeschränkungen gelten selbstverständlich für die jeweilige Lebensmittelgruppe (z. B. Nüsse) und nicht für jedes Lebensmittel einzeln. Haben Sie zum Beispiel 20 Gramm Walnüsse verzehrt, bleiben Ihnen noch 10 Gramm Nüsse (z. B. Mandeln) bis zum Tageslimit.

Und weil wir auch Ihre Calciumversorgung sicherstellen möchten, ist der Verzehr von Milch bis zu einer Menge von 250 Millilitern am Tag ebenfalls grün für Sie. Das gilt ebenso für vegane Ersatzprodukte mit Calciumzusatz (z. B. Sojadrink, ungesüßt).

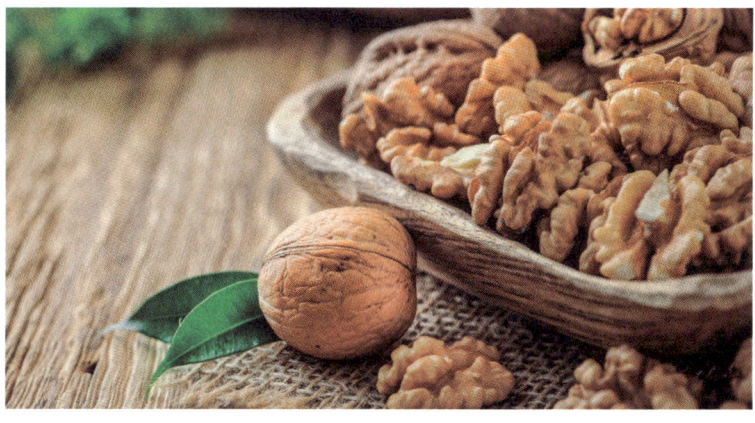

Starten Sie jetzt mit dem Gebrauch der Ernährungsampel im Alltag

Sie verfügen nun über ausreichend Informationen, um mit der Ernährungsampel im Alltag zu arbeiten und eine qualitative Verbesserung Ihrer Ernährung herbeizuführen. Bestimmt werden Sie schon bald erste Erfolge erleben.

Wir können Sie nun nur noch ermuntern: Tun Sie's. Setzen Sie die Ernährungsampel im Alltag ein und tauschen Sie Lebensmittel.

Ausblick: Ihr individuelles Ampel-Abnehmprogramm

Um Sie bei Ihrem Abnehmvorhaben begleiten und unterstützen zu können, stellen wir Ihnen im nachfolgenden Kapitel ein individuelles »Trainingsprogramm« vor. Darin wollen wir Ihnen vermitteln, wie Sie Ihre Ernährungsweise mithilfe der Ernährungsampel in drei Schritten weiter optimieren und verbessern können. Lernen Sie die Zusatzfunktionen unseres praktischen Hilfsmittels anzuwenden. Es ist noch Luft nach oben … Wir coachen Sie.

5 Das 3-Schritte-Coaching: Ihr individuelles Ampel-Abnehmprogramm

Schritt 1: Lebensmittel tauschen nach Farben

Tauschen Sie mithilfe der Ernährungsampel rote gegen grüne oder gegebenenfalls gelbe Lebensmittel aus. Diesen entscheidenden Schritt für eine erfolgreiche Veränderung Ihrer Ernährungsgewohnheiten haben Sie bereits kennengelernt. Ihre Energiebilanz wird sich deutlich verbessern und Ihr Gewicht zugleich reduzieren, wenn Sie im Sinne unserer Ampel mehr als die Hälfte grüne und maximal zwei rote Lebensmittel am Tag verzehren.

Fangen Sie langsam an
Das klingt einfach. Doch tauschen Sie vor lauter Motivation nicht gleich alles auf einmal aus. Gehen Sie besser langsam, dafür aber gezielt und vor allem dauerhaft vor.
　Wählen Sie nur grüne Lebensmittel, die eine echte Alternative für Sie bedeuten, weil Sie sie (fast) genauso gerne essen wie ihre roten Verwandten.

Ampel-Check
Damit Sie Ihren Lebensmitteltausch überprüfen und Ihren Ernährungsfortschritt dokumentieren können, stellen wir Ihnen im Folgenden den Ampel-Check als Kopiervorlage zur Verfügung.

Ampel-Check Ernährung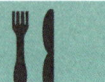

Datum _____

Zeit 🕐	Lebensmittel/Gericht	grün 🟢	gelb 🟡	rot 🔴
Summe	Anzahl der Lebensmittel/ Gerichte			

> Protokollieren Sie von Zeit zu Zeit mithilfe des Ampel-Checks, was bzw. wann Sie essen und trinken. Werten Sie Ihren ausgefüllten Check jeweils am Ende des Tages (analog zur 3-Tage-Bestandsaufnahme, siehe Seite 80) aus und vergleichen Sie das Ergebnis mit Ihrem ursprünglichen Protokoll.

Erst wenn Sie sich mit dem Lebensmitteltausch vertraut gemacht haben und sicher fühlen, ist es sinnvoll, die weitere Optimierung Ihrer Ernährungsweise anzugehen und sich den Schritten 2 und 3 unseres Coachings zuzuwenden.

Sehen wir uns zunächst einmal gemeinsam an, welche Informationen sich aus Ihren bisherigen Protokollen bez. Ihres Essverhaltens über den Tagesverlauf ablesen lassen.

Wie häufig essen Sie?

Sowohl in der 3-Tage-Bestandsaufnahme als auch im Ampel-Check haben Sie festgehalten, zu welcher Uhrzeit Sie welches Lebensmittel verzehren. Können Sie einen Rhythmus erkennen? Halten Sie sich an drei feste Mahlzeiten am Tag?

> Um das herauszufinden, übertragen Sie bitte aus einem Protokoll Ihrer 3-Tage-Bestandsaufnahme oder einem Ampel-Check sämtliche Mahlzeiten, Snacks und Zwischenmahlzeiten in das Arbeitsblatt Mahlzeiten-Check. »Kleine Snacks« (eine Definition dazu finden Sie auf Seite 90) können Sie in den beiden letzten Zeilen vermerken. Ermitteln Sie, wie viele Stunden zwischen Frühstück und Mittagessen bzw. Mittag- und Abendessen vergangen sind.

Mahlzeiten-Check

	Mahlzeiten/Snacks/Zwischenmahlzeiten	Uhrzeit
Frühstück	_____	___ Uhr
		↑ zeitlicher Abstand: ___ h ↓
Mittagessen	_____	___ Uhr
		↑ zeitlicher Abstand: ___ h ↓
Abendessen	_____	___ Uhr
		↑ zeitlicher Abstand: ___ h ↓
Spätmahlzeit	_____	___ Uhr
Snack/Zwischenmahlzeit	_____	___ Uhr
Snack/Zwischenmahlzeit	_____	___ Uhr
„kleiner Snack"	_____	___ Uhr
„kleiner Snack"	_____	___ Uhr

Was haben Sie herausbekommen und wie ordnen Sie Ihr Ergebnis ein?

Der richtige Abstand zwischen den Mahlzeiten
Für ein erfolgreiches Gewichtsmanagement ist die Beschränkung auf Frühstück, Mittag- und Abendessen psychologisch von Vorteil. Das zeigen einmal mehr unsere Praxiserfahrungen.

Zwischen diesen drei festen Mahlzeiten halten Sie idealerweise jeweils einen zeitlichen Abstand von mindestens vier Stunden ein. Dauert Ihr Tag besonders lange bzw. bis spät in die Nacht hinein, können Sie auch eine zusätzliche Spätmahlzeit einnehmen, sofern wiederum vier Stunden Abstand zu Ihrem Abendessen bzw. Ihrem Frühstück liegen.

Bei all dem sollten Sie mit Blick auf Ihre Bestandsaufnahme natürlich zuallererst von Ihrem persönlichen Essrhythmus ausgehen und diesen nicht plötzlich radikal verändern wollen. Haben Sie beispielsweise seit Jahren nie gefrühstückt, belassen Sie es dabei, quälen Sie sich nicht. Ihr vorrangiges Ziel ist und bleibt der Lebensmitteltausch. Das ist realistisch und machbar.

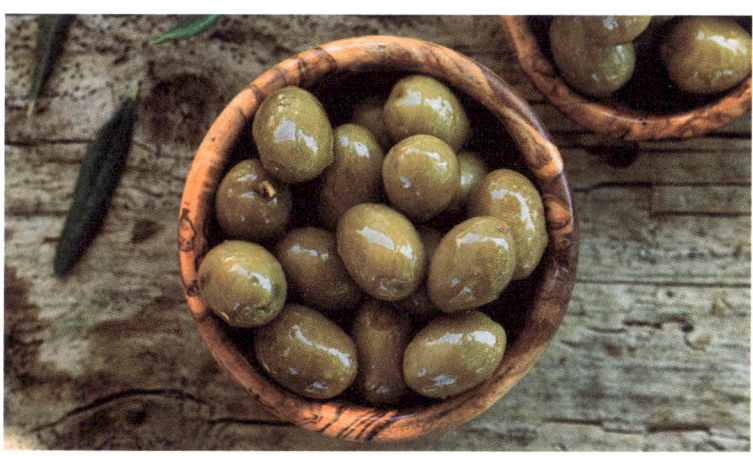

Zwischenmahlzeiten (kleine Snacks)

Packt Sie zwischen zwei Hauptmahlzeiten der Hunger, empfehlen wir Ihnen einen der folgenden gesunden kleinen Snacks:

- 1 Apfel
- 2–3 Käsewürfel
- 4–5 Oliven
- eine kleine Handvoll Nüsse
- eine kleine Handvoll Kürbiskerne
- 4–5 Stücke Trockenobst (z. B. Aprikosen)
- 1 kleiner Becher Naturjoghurt
- $1/2$ Scheibe Vollkornbrot mit fettarmem Käse

Planen Sie Zwischenmahlzeiten jedoch nicht fest ein. Greifen Sie nur bei Bedarf zu einem der vorgeschlagenen Minisattmacher.

Wer selbst kocht, is(s)t klar im Vorteil

Wenn Sie Ihre Speisen selbst zubereiten, können Sie deren Zusammensetzung bestimmen oder zumindest beeinflussen und damit eine bessere Ampel-Bewertung für sich herausholen (Ausnahme: selbst zubereitetes Müsli mit Haferflocken und frischem Obst, siehe hierzu Seite 117 f.).

Haben Sie sich beispielsweise für eine Bolognesesoße zu Ihrer Pasta für das Mittagessen entschieden, müssen Sie kein fertiges fettes Hackfleisch in die Pfanne werfen. Genauso gut können Sie ein mageres Stück Rinderrücken beim Metzger oder an der Supermarkt-Fleischtheke verlangen und anschließend durch den Fleischwolf drehen lassen. Der Vorteil: Ihre Soße erhält die Bewertung »2x grün«, während eine durchschnittliche Bolognese aus dem Handel oder in der Pizzeria mit »1x grün« und »1x rot« zu B(a)uche schlägt. Perfekt, oder?

Kochen Sie ein kompliziertes Gericht mit mehreren Zutaten, bewerten Sie übrigens nur die drei mengenmäßig dominierenden Hauptkomponenten (z. B. Gemüse, Fleisch, Käse). Verwenden Sie dabei Fett (Butter, Öl etc.), sollten Sie dieses zusätzlich in die Bewertung aufnehmen.

Aber nicht jeder kocht zu Hause
Im Alltag verzehren wir häufig Fertiggerichte oder essen außer Haus Zubereitetes. Das erschwert eine nachträgliche Aufteilung in einzelne Komponenten.

In der Ernährungsampel haben wir daher die zusätzliche Kategorie Fertiggerichte und Außerhausessen für Sie eingerichtet. Meist bestehen Fertiggerichte und Mahlzeiten, die außer Haus gegessen werden, aus mehreren Hauptkomponenten. In der Ampel erhalten sie deshalb auch bis zu maximal drei Bewertungen (z. B. Nudelauflauf: 2x gelb, 1x rot).

Sie können die Ernährungsampel also tatsächlich für nahezu jede Esssituation gebrauchen und werden unterwegs sogar für Fast Food Austauschmöglichkeiten von mehrfach rot zu grün-gelb finden. Tun Sie's. Nehmen Sie Ihre Ampel mit nach draußen in die weite Essenswelt.

Schritt 2: Ausgewogen genießen nach dem 5-4-3-2-1-System

Bislang waren Sie damit beschäftigt, Ihre Ernährung energetisch zu optimieren. Im zweiten Schritt unseres Coachings stellen wir nun die Frage nach der Ausgewogenheit Ihrer Ernährung. Doch zunächst ein paar Informationen zur Anordnung der Lebensmittelgruppen.

Die Verteilung der Lebensmittelgruppen
Die Lebensmittel in der Ampel sind in fünf Lebensmittelgruppen unterteilt. Reihenfolge und Zahlen sind der Tatsache geschuldet, in welcher Gewichtung bzw. Häufigkeit die einzelnen Lebensmittel im Idealfall auf Ihrem Speiseplan stehen sollten, beispielsweise zwei Milchprodukte am Tag. Vielleicht kennen Sie klassische Modelle der sogenannten Ernährungspyramide. Unsere fünf Zahlen ersetzen dieses System bzw. integrieren die Pyramide in die Ernährungsampel.

5-4-3-2-1 – Mischkost

5 Gemüse, Salat, Pilze, Obst
4 Brot, Müsli, Hülsenfrüchte, Kartoffeln, Reis, Nudeln
3 Fleisch, Geflügel, Wurstwaren, Fisch (inkl. Meeresfrüchte), Ei
2 Milch, Milchprodukte (Käse, Joghurt/Quark)
1 Pflanzenöl, Streichfett, Nüsse/Samen, Ölfrüchte

Bei diesem System gibt es wieder keine vorgegebenen Portionsgrößen. Vielmehr sollten Sie sich an den Mengen orientieren, die Sie früher schon zu sich genommen haben (Bestandsaufnahme) und die Zahlen ausschließlich als Zusatzinformation zur Verzehrhäufigkeit interpretieren.

Für Fertiggerichte und Außerhausessen finden Sie die jeweils zugehörigen Lebensmittelgruppen in der Spalte ganz rechts Ihrer Austauschtabelle.

Die Gewichtung für Vegetarier und Veganer
Ernähren Sie sich vegetarisch oder vegan, funktioniert das System abgewandelt auch für Ihre Bedürfnisse. Erhöhen Sie unter anderem den Anteil fettarmer Milchprodukte bzw. bei veganer Lebensweise den Anteil an Vollkorn-

produkten, Hülsenfrüchten und Sojaprodukten deutlich und bevorzugen Sie bei Getreide vor allem Hafervollkornprodukte. Im Einzelnen ergeben sich folgende neue Zuordnungen.

> **5-4-1-4-1 – vegetarische Kost**
>
> 5 Gemüse, Salat, Pilze, Obst
> 4 Brot, Müsli, Hülsenfrüchte, Kartoffeln, Reis, Nudeln
> 1 Ei
> 4 Milch, Milchprodukte (Käse, Joghurt/Quark)
> 1 Pflanzenöl, Streichfett, Nüsse/Samen, Ölfrüchte

> **6-7-0-0-2 – vegane Kost**
>
> 6 Gemüse, Salat, Pilze, Obst
> 7 Brot, Müsli, Hülsenfrüchte, Kartoffeln, Reis, Nudeln
> 0 (Fleisch, Geflügel, Wurstwaren, Fisch, Ei)
> 0 (Milch, Milchprodukte)
> 2 Pflanzenöl, Streichfett, Nüsse*/Samen*, Ölfrüchte
> *doppelte Menge Nüsse/Samen = 60 g/Tageslimit

Lebensmittel ohne Gruppenzuordnung

In der Ampel finden sich auch Lebensmittel, denen keine Gruppe zugeordnet ist. Das sind Ausnahmen, die nicht ins 5-4-3-2-1-System passen. So etwa Soßen, die vorrangig aus Wasser, Gewürzen und Brühe ggf. mit gebundener Stärke oder püriertem Gemüse bestehen. Die einzelnen Bestandteile sind so gering, dass sie als »Mindermengen« bezeichnet werden können und in unserem Kontext keine Bedeutung haben. Anders sind wiederum Soßen zu bewerten, deren Basis aus Sahne oder Öl (Fett) besteht. Hier ist eine eindeutige Zuordnung in Gruppe 1 oder 2 möglich und notwendig.

Lebensmittelgruppen-Check

Lebensmittel/Gericht	Gruppe					
	5	4	3	2	1	keine
Summe						

Pflanzendrinks (»Pflanzenmilch«) fallen, bis auf Sojadrink, im 5-4-3-2-1-System ebenfalls unter den Radar, da Hafer, Reis, Mandel und Co. im Produkt einen zu geringen Anteil haben.

Wie ausgewogen essen Sie?
Nun aber zurück zur Frage, wie ausgewogen Sie sich tatsächlich ernähren. Wieder kann Ihnen ein kleiner Check bei der Beantwortung nützliche Dienste erweisen:

> Übertragen Sie aus Ihrem aktuellsten Ampel-Check sämtliche Lebensmittel in den Lebensmittelgruppen-Check. Kreuzen Sie jeweils die dazugehörige Ampel-Gruppe an und bilden Sie anschließend für jede Gruppe die Summe.

Welche Summen konnten Sie ermitteln? Steht die höchste Zahl zu Beginn Ihrer Reihe (von links nach rechts)?

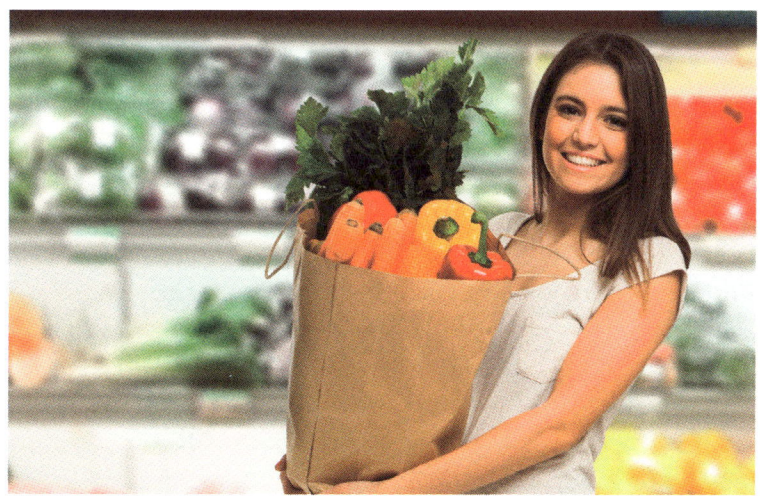

Was Sie bezüglich Ihrer ausgewogenen Ernährung noch wissen müssen

Besser mehr Gemüse als Obst
Bei der Mischkost-Gruppe »5 am Tag« liegt die Betonung auf Gemüse, Salat und Pilzen und weniger auf Obst. Das Verhältnis auf Ihrem Speiseplan sollte dabei 3:2 betragen.

Während Sie von Gemüse (fast) nicht zu viel essen können, kommt bei bestimmten Obstarten – zum Beispiel Ananas, Bananen und Trauben – nämlich schnell ein nicht unerheblicher Energiebeitrag zusammen, was auch die Ampel-Zuordnung gelb rechtfertigt.

Hülsenfrüchte – fast immer auf der grünen Seite
Liegen viele Lebensmittel der Mischkost-Gruppe 4 im gelben oder sogar roten Ampel-Bereich, schneiden Hülsenfrüchte (Bohnen, Linsen etc.) fast immer mit grün ab. Sie leisten einen wichtigen Beitrag für Ihre ausgewogene Ernährung und sollten deshalb mindestens zweimal pro Woche von Ihnen verzehrt werden.

Halten wir an dieser Stelle fest: Um Ihre Ernährung nicht nur energetisch zu optimieren, sondern auch ausgewogen zu gestalten, sollten Sie sich an der für Ihre Kostform passenden Zahlenreihe orientieren.

Setzen Sie die Ernährungsampel auch unter diesem Aspekt im Alltag ein.

Getränke sind im 5-4-3-2-1-System nicht berücksichtigt
Anders als für feste Nahrungsmittel gibt es für Getränke keine Empfehlung zur täglichen Verzehrhäufigkeit. Wichtig ist, dass Sie über den Tag verteilt regelmäßig und insgesamt ausreichend (zwei Liter am Tag) trinken.

Bevorzugen Sie dabei allerdings Wasser, Mineralwasser, (stark) verdünnte Fruchtsäfte, ungesüßten Kräuter- oder Früchtetee sowie Gemüsesäfte.

Während des Abnehmens sollten Sie eher mehr als weniger Flüssigkeit aufnehmen. Wir empfehlen mindestens zwei Liter energiearme Getränke am Tag.

Energiefreie Getränke wie Wasser, Tee oder schwarzer Kaffee werden in der Ampel übrigens nicht bewertet, da sie weder Kalorien (= keine Energiedichte) noch Zucker (= kein glykämischer Index) enthalten.

Alkohol ist »dunkelrot«

Aufgrund seines hohen Energiegehalts wird Alkohol in der Ampel grundsätzlich mit rot oder sogar zweimal rot eingestuft.

Schränken Sie den Genuss von alkoholischen Getränken daher vor allem während Ihrer Abnehmphase ein: nicht mehr als ein Glas trockenen Wein oder noch besser eine Weinschorle zum Essen und möglichst nicht häufiger als ein- bis zweimal pro Woche.

Um Ihre Motivation aber nicht zu sehr leiden zu lassen, kassieren Sie für ein kleines Bier (0,2l) oder eine kleine Weinschorle (0,2l, Verhältnis Wasser:Wein = 2:1) am Tag aber nicht »rot«, sondern lediglich »gelb«.

Kaffee und Tee zählen auch zur Flüssigkeitsbilanz

Bis zu vier Tassen Kaffee täglich können Sie ohne Bedenken genießen (max. 0,5l) und in Ihre Flüssigkeitsbilanz miteinrechnen. Dasselbe gilt für koffeinhaltigen schwarzen und grünen Tee.

Schritt 3: Gesundheitsbewusst essen nach dem Nährstoff-Plus

Haben Sie Schritt 1 und 2 unseres Coachings absolviert? Dann sind Sie bereits auf dem besten Weg zu einer energetisch ausgeglichenen und in der Auswahl ausgewogenen

Ernährungsweise. Glückwunsch! Ob es weiterer Optimierung bedarf, wollen wir im dritten und letzten Schritt klären.

Wie gesundheitsbewusst essen Sie?
Verzehren Sie ausreichend Lebensmittel mit Funktions- und Schutzstoffen? Sie ahnen schon, was nun folgt – richtig: ein weiterer kleiner Check:

Nährstoff-Check		
Lebensmittel/Gericht	Plus	Gruppe

> Übertragen Sie aus Ihrem aktuellsten Ampel-Check sämtliche Lebensmittel, die in der Ampel einen »Plus-Eintrag« haben, in den Nährstoff-Check. Notieren Sie jeweils das Nährstoff-Kürzel und die dazugehörige Ampel-Gruppe.

Was hat Ihr Check ergeben? Konnten Sie viele »Plus«-Lebensmittel in Ihrem Ampel-Check finden?

Lebensmittel mit Funktions- und Schutzstoffen

Unser Körper benötigt eine Fülle lebensnotwendiger Funktions- und Schutzstoffe – allen voran die Mikronährstoffe: Vitamine und Mineralstoffe. Einige davon erfordern gerade während des Abnehmens besondere Beachtung bzw. können bei Kalorieneinsparungen ins Defizit geraten. Dies betrifft in erster Linie die von uns in der großen Übersicht Nährstoff-Plus (siehe Seite 102 f.) aufgeführten und beschriebenen Nährstoffe.

In der Ernährungsampel sind Lebensmittel, die gute Quellen für diese Vitamine und Mineralstoffe sind, in der Spalte »Plus« mit den hierfür gängigen Elementsymbolen bzw. Kürzeln gekennzeichnet.

Bei der Darstellung in der Ampel gibt es der Einfachheit halber eine Beschränkung auf maximal drei relevante Mikronährstoffe pro Lebensmittel, wenngleich manche (z. B. Nüsse) noch weitere enthalten.

Auch »rote« Lebensmittel können (in Maßen) sehr gesund sein

Bitte wundern Sie sich nicht: Rot bewertete Lebensmittel, die für das Gewichtsmanagement negativ sind, können dennoch einen Eintrag in der Spalte »Plus« haben. So stecken beispielsweise nennenswerte Mengen des fettlöslichen Vitamin D insbesondere in fettreichem Meeresfisch, Käse mit mindestens 40 Prozent Fett i. Tr., Butter, Margarine, Eigelb und Vollmilch. Sparen Sie diese Lebensmittel zu radikal ein, riskieren Sie eine Beeinträchtigung Ihres Vitamin-D-gesteuerten Calciumhaushalts. Und das kann sich unter anderem negativ auf Ihre Knochengesundheit auswirken. Wie bereits erwähnt, ist der Verzehr von Milch (bzw. von veganen Ersatzprodukten mit Calciumzusatz, z. B. ungesüßtem Sojadrink) bis zu einer Menge von 250 Millilitern am Tag daher auch mit »grün« zu bewerten.

Nicht alle Mikronährstoffe sind in der »Plus-Spalte« aufgeführt
Falls kein Hinweis auf ein Nährstoff-Plus erfolgt, muss dies nicht bedeuten, dass das betreffende Lebensmittel (vor allem Obst) aus dem grünen Bereich keinen Beitrag zu Ihrer gesundheitsfördernden Ernährung leistet. So zählt gerade Obst zu den wichtigsten Lieferanten gesundheitsschützender bioaktiver Pflanzenstoffe sowie von Vitamin C, Beta-Karotin und Kalium. Während der Abnehmphase stehen diese Mikronährstoffe jedoch nicht im Fokus und sollen folglich auch nicht in der Plus-Spalte auftauchen.

Was machen Sie nun in der Praxis?
Anders als beim 5-4-3-2-1-System gibt es für das Nährstoff-Plus keine Faustregel für die Verzehrhäufigkeit. Versuchen Sie einfach bei Ihrer künftigen Lebensmittelauswahl bzw. Ihrem -tausch, sofern es passende Alternativen gibt, Lebensmittel mit einem Plus den Vorrang zu geben.

Mit der Bevorzugung von »grünen« Positionen sind Sie dem Ziel einer in qualitativer Hinsicht gesundheitsbewussten Ernährungsweise ohnehin schon einen guten Schritt nähergekommen.

Tun Sie's. Setzen Sie die Ernährungsampel auch unter diesem neuen Aspekt im Alltag ein.

Übersicht Nährstoff-Plus: lebensnotwendige Mineralstoffe und Vitamine			
Nährstoff	**Gesundheitsbedeutung**	**Vorkommen**	**Gruppe**
Calcium (Ca)	… verleiht Knochen und Zähnen Stabilität. … ist beteiligt an der Blutgerinnung und an der Erregung von Muskeln sowie Nerven.	+ Milch und Milchprodukte + grünes Blattgemüse + grüner Kohl + Mineralwasser ($\geq$ 150 mg/l)	2, 5
Eisen (Fe)	… ist verantwortlich für die Bildung roter Blutkörperchen. … ist beteiligt am Muskelaufbau und an der Bildung verschiedener Enzyme.	+ Fleisch + grünes Blattgemüse + Hülsenfrüchte + Vollkornprodukte + Nüsse + Beerenfrüchte	3, 5, 4, 1
Folsäure (Fol.)	… ist verantwortlich für zahlreiche Wachstums- und Entwicklungsprozesse im Körper. … ist unerlässlich für die Zellteilung und -neubildung.	+ Blattgemüse + Salat + Tomaten + Orangen	5, 4
Jod (J)	… ist ein wichtiger Bestandteil der Schilddrüsenhormone und damit an der Regulation sowie Aufrechterhaltung der Stoffwechselaktivität (Grundumsatz) beteiligt.	+ Meeresfisch + Meeresfrüchte (+ Eier*) (+ Milch*) * bei entsprechender Fütterung der Tiere	3, 5, (2)
Magnesium (Mg)	… aktiviert ca. 300 Enzyme im Körper. … ist maßgeblich verantwortlich für das Funktionieren des Stoffwechsels. … ist beteiligt an Erregungsübertragung von Nerven auf Muskeln und bei Muskelkontraktion.	+ Hülsenfrüchte + Vollkornprodukte + Gemüse + Nüsse + Mineralwasser ($\geq$ 100 mg/l)	4, 5, 1

Übersicht Nährstoff-Plus: lebensnotwendige Mineralstoffe und Vitamine

Nährstoff	Gesundheitsbedeutung	Vorkommen	Gruppe
B-Vitamine (B-Vit.)	... sind beteiligt am Stoffwechsel und der Blutbildung. ... sind wichtig für die Gesunderhaltung von Haut, Haaren und Nägeln.	+ Vollkornprodukte + Fleisch + Milch und Milchprodukte + Nüsse und Samen	4, 3, 2, 1
Vitamin D (Vit. D)	... ist notwendig für den Knochenaufbau. ... reguliert und steuert den Calciumhaushalt.	+ Meeresfisch + Ei + fetthaltige Milchprodukte + Pilze	3, 2, 5
Vitamin E (Vit. E)	... schützt die Zellen vor einer Schädigung durch freie Radikale und damit vor Krebs sowie Arteriosklerose (»Arterienverkalkung«).	+ Nüsse und Samen + Pflanzenöle	1
Zink (Zn)	... aktiviert ca. 200 Enzyme im Körper (in 50 Enzymen ist es auch enthalten). ... wird benötigt für das Wachstum und die Zellerneuerung.	+ Fleisch + Meeresfisch + Käse + Eier + Vollkornprodukte + Nüsse und Samen	3, 2, 4, 1

Nach: Der Brockhaus ERNÄHRUNG

Herzlichen Dank!

Sie kennen an dieser Stelle alle Funktionen der Ernährungsampel und haben die große Austauschtabelle unter verschiedenen Aspekten bereits in Ihrem Ernährungsalltag ausprobiert. Das ist super! Wir sind damit am Ende unseres 3-Schritte-Coachings angelangt und möchten Ihnen für Ihre aktive Mitarbeit herzlich danken.

Wollen Sie noch mehr über unsere Ampel erfahren? Dann sind Sie eingeladen, das Kapitel im Anschluss zur wissenschaftlichen Basis unseres Konzepts zu lesen. Sie benötigen die darin enthaltenen Informationen jedoch nicht für Ihr erfolgreiches Gewichtsmanagement.

Sollten sich im Laufe der Ampel-Anwendung Fragen für Sie ergeben, suchen Sie in unseren FAQs nach passenden Antworten.

Machen Sie weiter in Ihrem Tempo

Sie sind jetzt Ihr personalisierter Ernährungscoach. Unser kleines Hilfsmittel ist nicht mehr als eine praktische Starthilfe. Je länger Sie die Ernährungsampel im Alltag einsetzen, umso weniger werden Sie sie brauchen. Mit ein bisschen Geduld haben Sie Ihre gesunde Ernährungsweise bald gefunden und verinnerlicht. Bleiben Sie dran.

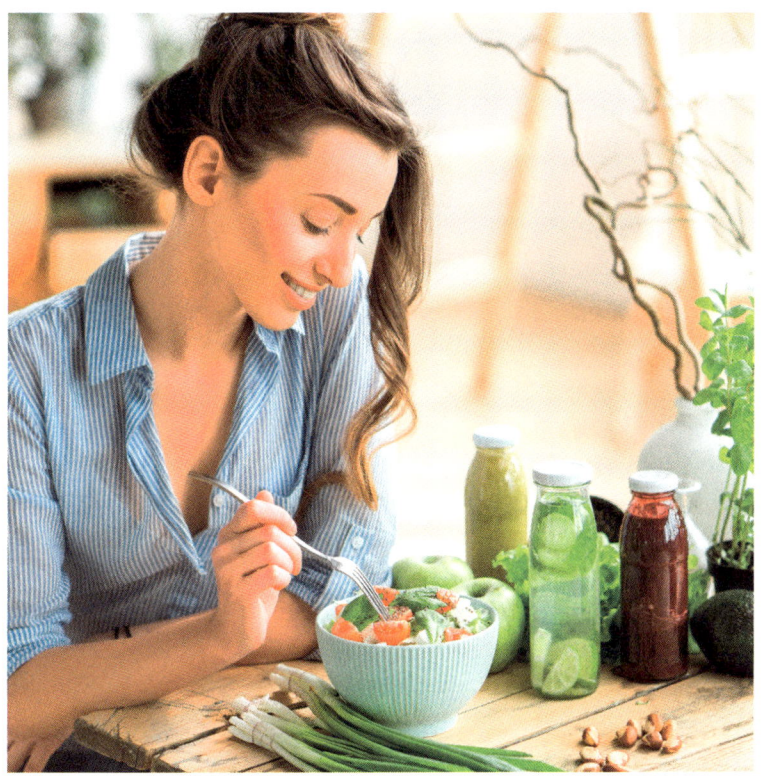

6 Hintergründe: Die wissenschaftliche Basis der Ernährungsampel

Wir machen kein Geheimnis um die Farbzuordnung der Lebensmittel in der Ernährungsampel. Auf den folgenden Seiten möchten wir Ihnen vielmehr detailliert aufzeigen, welche wissenschaftliche Basis unserer Ampel zugrunde liegt.

Die Energiedichte der Lebensmittel

Das zentrale Bewertungskriterium der Ernährungsampel ist die Energiedichte. Darunter versteht man den Gehalt an Kilokalorien pro 1 Gramm (kcal/g) eines Lebensmittels.

Die höchste Energiedichte haben reine Nahrungsfette, hochprozentige alkoholische Getränke sowie zuckerreiche Lebensmittel. Verzehren Sie diese, nehmen Sie mit vergleichbar kleinen Portionen schnell viel Energie auf. Das Nahrungsvolumen solch konzentrierter Kalorien ist dagegen gering.

Lebensmittel mit einer hohen Energiedichte sättigen schlechter als volumenreiche Lebensmittel mit einer geringen Energiedichte.

In Deutschland hat sich vorrangig der Münchner Internist und Gastroenterologe Prof. Dr. med. Volker Schusdziarra in Forschung, Praxis und Lehre mit der Energiedichte auseinandergesetzt (siehe Literatur, Seite 127) und diese hierzulande populär gemacht.

Großes Nahrungsvolumen macht satt

Ein hoher Ballaststoff- und Wassergehalt trägt zur Magenfüllung und längeren Sättigung bei. Wenn Sie also reichlich Gemüse, Salate und wasserreiche Früchte genießen, vermeiden Sie den Verzehr energiedichter – insbesondere auch fett- und stärkehaltiger – Lebensmittel. Perfekte Sattmacher sind, bis auf wenige Ausnahmen (z. B. Bananen, Avocado), in Gruppe 5 der Ampel zu finden.

Auch ein vermehrter Verzehr von kernigen Vollkornprodukten und Hülsenfrüchten verbessert das Ernährungsmuster Ihrer gesamten Kost.

Fast Food und Co.

Übergewicht und seine Folgen treten vor allem in Ländern auf, in denen die Bevölkerung statt natürlicher Sattmacher mit hohem Schutzstoffpotenzial immer mehr sehr energiedichte Nahrung und Fast Food verzehrt. In den industrialisierten Ländern entfernen sich die Menschen beim täglichen Essen zunehmend von der auf das Volumen bezogen idealen Kaloriendosis.

Manche Fast-Food-Mahlzeit deckt aufgrund ihrer hohen Energiedichte bereits die Hälfte der täglich benötigten Kalorien!

Ampel-Bewertung für feste Lebensmittel

Die Farbzuordnung von Lebensmitteln in der Ampel erfolgt weitgehend nach den Bewertungskriterien für Energiedichte:

Energiedichte für feste Lebensmittel	
Energiedichte in kcal/g	Ampelbereich
≤1,5	🟢
>1,5–2,5	🟡
≥2,5	🔴

Zusätzlich fließen Kohlenhydrat- und Fettqualität in die Beurteilung ein. Das hat zur Folge, dass sich auch Lebensmittel mit einem Wert über 1,5 kcal/g im grünen bzw. über 2,5 kcal/g im gelben Bereich der Ampel finden.

Ampel-Bewertung für Getränke

Da über Getränke, beispielsweise Fruchtsäfte, innerhalb kürzester Zeit unverhältnismäßig viel Energie (Zucker und/oder Fett) aufgenommen werden kann, haben wir hier eine andere Bewertung als für feste Lebensmittel zugrunde gelegt:

Energiedichte für Getränke	
Energiedichte in kcal/g	Ampelbereich
0	neutral
> 0–0,3	🟡
> 0,3	🔴
> 0,7	🔴🔴

»Grüne« Getränke gibt es in der Ampel nicht, da letztlich nur energiefreie bzw. »neutrale« Getränke (siehe Seite 96) für die Flüssigkeitsbilanz empfehlenswert sind. Eine Ausnahme stellen calciumreiche Getränke (ca. 120 mg Ca pro 100 ml) wie Milch dar, die bis maximal 250 Milliliter am Tag mit 1x grün bewertet werden.

Sonderregelungen in der Bewertung von Fertiggerichten und Außerhausessen

Auch für Fertiggerichte und Außerhausessen, die aus mehreren Hauptzutaten bestehen, haben wir spezielle Bewertungsschlüssel definiert: Weisen sie zwei Hauptzutaten auf (z. B. Tomaten-Mozzarella-Salat: Tomate und Käse), wird jede Zutat einzeln bewertet (Tomate = grün, Käse = gelb). Das Gericht erhält also zwei Bewertungen.

Bei Fertiggerichten/Außerhausessen mit drei oder mehr Hauptzutaten (z. B. Lasagne) wird das Gericht nach seiner Gesamt-Energiedichte beurteilt und bekommt jeweils drei Bewertungen.

Energiedichte für Fertiggerichte und Außerhausessen mit drei Hauptzutaten			
Energiedichte in kcal/g	Ampelbereiche		
<1,0	🟢	🟢	🟢
≥1,0–<1,5	🟢	🟢	🟡
≥1,5–<2,0	🟡	🟡	🟡
≥2,0–<2,5	🟡	🟡	🔴
≥2,5–<3,0	🟡	🔴	🔴
≥3,0	🔴	🔴	🔴

Beispiel: Lasagne hat eine Energiedichte von 1,5 (150 kcal/100 g) und erhält die Bewertung 3x gelb.

Für das 5-4-3-2-1-System werden nur die Hauptzutaten in abfallender Reihenfolge angegeben (z. B. Lasagne: 4 + 5 + 3 = Nudeln + Tomaten + Fleisch).

Bewerten Sie selbst!

Sollten Sie ein Fertiggericht in der großen Austauschtabelle vermissen, können Sie jetzt – sofern Ihnen der Energiegehalt (kcal/100 g) vorliegt – mithilfe des vorgestellten Schlüssels ganz einfach selbst die Ampelfarbe definieren. Übrigens ist seit dem 14. Dezember 2016 die Nährwertkennzeichnung für alle verpackten und lose verkauften Lebensmittel bis auf wenige Ausnahmen für alle Hersteller in der EU verpflichtend. Das erleichtert Ihnen die Bewertung und somit Auswahl von Fertigprodukten.

Beispiele für zufällig ausgewählte Markenprodukte:
»Iglo Schlemmer-Filet Sylter Art« hat 183 kcal auf 100 g und somit eine Energiedichte von 1,8.
In der Ampel erhält dieses Fischgericht 3x gelb.

»Homann Feiner Nudelsalat mit Schinkenwurst und Ei« hat 244 kcal auf 100 g und somit eine Energiedichte von 2,4.
In der Ampel erhält dieser Beilagensalat 2x gelb und 1x rot.

»Erasco Brasilianischer Schmortopf« hat 103 kcal auf 100 g und somit eine Energiedichte von 1.
In der Ampel erhält dieser Eintopf 2x grün und 1 x gelb.

»Dr. Oetker Ristorante Piccola Cioccolatino« hat 329 kcal auf 100 g und somit eine Energiedichte von 3,3.
In der Ampel erhält diese Schoko-Pizza 3x rot.

Qualität von Kohlenhydraten: der glykämische Index

Als zweites Kriterium fließt der glykämische Index in die Bewertung der Ernährungsampel ein.

Der glykämische Index (GI) ist eine Messgröße für den Blutzuckeranstieg nach dem Essen und damit für die Kohlenhydrat-Qualität.

Kohlenhydrate mit hohem GI-Wert verursachen Heißhunger

Kohlenhydrathaltige Lebensmittel mit einem hohen GI führen zu einem raschen und hohen Blutzuckeranstieg, der eine entsprechend hohe Ausschüttung des blutzuckersenkenden Hormons Insulin provoziert. Die Folge: Blutzuckerabfall und damit (erneutes) Heißhungergefühl. Gleichzeitig sorgt das Insulin dafür, dass Fett aus der Nahrung ins Fettgewebe eingeschleust und die Fettverbrennung blockiert wird.

Kohlenhydrate mit niedrigem GI-Wert machen satt

Kohlenhydrate mit einem niedrigen GI-Wert gelangen dagegen nur langsam ins Blut. Der Körper benötigt weniger Insulin und das Hungergefühl bleibt aus – eine lange Sättigung setzt ein.

Insbesondere Menschen, die sich wenig bewegen und bereits übergewichtig sind sowie eine beginnende Insulinresistenz haben, sollten bei ihrer Lebensmittelauswahl die Frage nach der Blutzuckerwirksamkeit von Nahrungskohlenhydraten im Auge behalten. Das bedeutet: Wie stark erhöhen die zugeführten Kohlenhydrate nach dem Essen den Blutzuckerspiegel und inwieweit stimulieren sie damit eine entsprechende Antwort des blutzuckersenkenden Insulins?

Ballaststoffreiche Lebensmittel haben einen günstigen GI-Wert

Sämtliche ballaststoffreiche Lebensmittel, wie Ganzkornbrot, Hülsenfrüchte, wasserreiche Früchte und nahezu alle Gemüsesorten fallen in den grünen GI-Bereich. Sie sind die ideale Sättigungssubstanz, also Super-Sattmacher. Denn Ballaststoffreiches muss zudem gut gekaut werden und setzt langsames Essen voraus. Ein weiterer Vorteil: Ballaststoffreiche Lebensmittel haben eine geringe Energiedichte. In der Ampel finden sie sich hauptsächlich in den Gruppen 4 und 5 wieder.

Klassische Sättigungsbeilagen liegen im mittleren GI-Bereich

Die klassischen Sättigungsbeilagen Kartoffeln, Reis und Nudeln sind dagegen meist unter gelb zu finden (Ausnahme: z. B. al dente gekochte Hartweizenteigwaren). Auch diese stärkereichen Lebensmittel können Sie verzehren, sind sie doch gegenüber rot zu bevorzugen. Allerdings sollte die Hauptauswahl Ihrer kohlenhydrathaltigen Lebensmittel aus dem grünen Bereich der Ampel kommen.

Kohlenhydrate: die wichtigsten Nahrungsenergielieferanten

Kohlenhydrate sind die wichtigsten Energielieferanten unserer Nahrung und werden in verdauliche (Stärke und Zucker) sowie nicht verdauliche Kohlenhydrate (Ballaststoffe) unterteilt. Ein Vergleich verschiedener Ernährungsempfehlungen zeigt, dass 45 bis 50 Prozent der Nahrungsenergie aus Kohlenhydraten stammen sollten.

Nahrungskohlenhydratquellen sind: Getreide und Getreideprodukte (Brot, Müsli etc.), Kartoffeln, Obst, Gemüse und Zucker sowie Lebensmittel, denen Zucker zugesetzt wurde.

Ampel-Bewertung für kohlenhydrathaltige Lebensmittel

Für kohlenhydrathaltige Lebensmittel wird neben der Energiedichte zusätzlich der GI in die Ampel-Bewertung mitaufgenommen:

Glykämischer Index (GI)	Farbbereich
≤50	🟢
>50–≤70	🟡
>70	🔴

Dabei gilt folgende Regel: Weicht die GI-Farbe von der Energiedichtebewertung ab, verschiebt sich die Ampelfarbe jeweils um eine Farbe nach oben oder nach unten zugunsten des GI. Lediglich bei einer Energiedichte >3,5 wird keine Korrektur vorgenommen und das Lebensmittel bleibt »rot«.

Beispiele: Eine gegarte Kartoffel hat eine Energiedichte von 0,7 (grün) und einen GI von 70 (gelb); dies ergibt eine »gelbe« Gesamtbewertung. Ein Roggenvollkornbrot hat eine Energiedichte von 1,9 (gelb) und einen GI von 45 (grün); daraus folgt eine »grüne« Gesamtbewertung.

Ein Vorteil dieser Zusatzbewertung besteht beispielsweise darin, dass besonders gut sättigende Ganzkornbrote besser abschneiden, als wenn die Energiedichte das alleinige Kriterium wäre.

Anders als für die Energiedichte gestaltet es sich allerdings sehr viel schwieriger, an verlässliche GI-Werte für Lebensmittel heranzukommen, da hierfür relativ aufwendige Bluttests durchgeführt werden müssen und es keine Deklarationspflicht gibt.

Die Qualität von Fetten

Fettreiche Lebensmittel haben grundsätzlich eine hohe Energiedichte. Fett deshalb aber ganz wegzulassen, wäre für die Gesundheit genauso bedenklich wie ein ständiges Zuviel an Fett. Denn Fette und Öle versorgen unseren Körper mit den fettlöslichen Vitaminen A, D und E und sind unverzichtbare Quellen gesundheitsfördernder einfach ungesättigter sowie mehrfach ungesättigter Fettsäuren. Letztere, vor allem wenn sie marinen Ursprungs sind, senken erhöhte Triglyceride, erhalten die Fließfähigkeit des Blutes, stabilisieren den Herzrhythmus und hemmen Entzündungsvorgänge.

Für den Fettverzehr gilt auf jeden Fall die Devise »Qualität statt Quantität«, die Sie mit dem Gebrauch der Ernährungsampel ganz einfach zur praktischen Anwendung bringen.

Faustregeln für den gesunden Fettverzehr
Darüber hinaus können Ihnen folgende Faustregeln zur Orientierung dienen:

- Verwenden Sie Raps-, Walnuss-, Oliven- oder Leinöl als Speiseöl (täglich 1 bis 2 Esslöffel).
- Verzehren Sie ein- bis zweimal wöchentlich eine Mahlzeit mit mindestens einem fetthaltigen Kaltwasserfisch (Hering, Lachs, Makrele, Thunfisch oder Sardine) jeweils in einer Portionsgröße von etwa 100 g.
- Wählen Sie im Bedarfsfall ein paar Nüsse als Zwischenmahlzeit.

Bewertung für Lebensmittel mit gesunden Fettsäuren
Lebensmittel, die reich an einfach ungesättigten sowie mehrfach ungesättigten Omega-3-Fettsäuren sind (bestimmte Meeresfische, Speiseöle und Nüsse), erhalten eine grüne Ampel-Bewertung, auch wenn sie eine hohe Energiedichte haben; allerdings gibt es hier eine Mengenbeschränkung (z. B. 100 g Lachs pro Tag).

Zur Sicherstellung der Calciumversorgung während des Abnehmens gibt es eine weitere Ausnahme: Der Verzehr von Milch bzw. von veganen Ersatzprodukte mit Calciumzusatz (z. B. ungesüßter Sojadrink) ist bis zu einer Menge von 250 Millilitern am Tag ebenfalls mit grün bewertet.

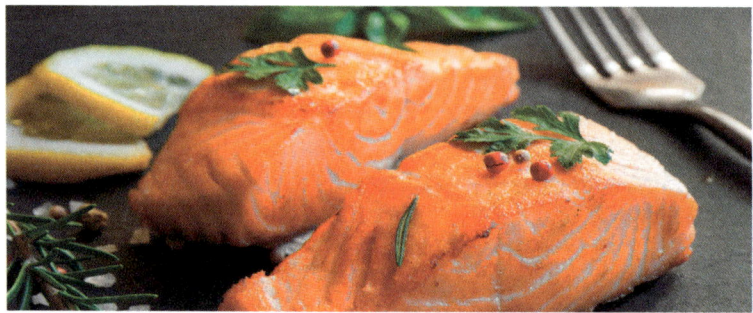

Alles, was über diese Mengenbeschränkungen hinausgeht, fällt aufgrund der hohen Energiedichte in den roten Bereich.

Eiweiß – der Joker beim Abnehmen

Da Eiweiß ein echter Abnehm-Joker ist, möchten wir diesen Nährstoff ebenfalls behandeln, wenngleich er als Kriterium für die Bewertung von Lebensmitteln in der Ampel keine Rolle spielt.

Optimale Sättigungswirkung von Eiweiß
Ein akzentuiertes Nahrungseiweißangebot im Bereich von 20 bis 25 Prozent der Energiezufuhr erhöht das subjektive Gefühl der Sättigung und verzögert das Auftreten von Hungergefühlen.

Erhalt von Muskelmasse und Knochengesundheit
Ein hoher Proteinkonsum – einschließlich calciumreicher Milchprodukte – fördert bei zugleich ausreichend hoher Basenversorgung (Gemüse, Salat und Obst) die Knochengesundheit und führt zu einem verringerten Risiko für Knochenbrüche.

Darüber hinaus beugt eine Eiweißakzentuierung im höheren Lebensalter in Verbindung mit körperlichem Training dem gefürchteten Verlust an Muskelmasse und Muskelfunktion am besten vor.

Unwirtschaftlicher Energielieferant durch vermehrte Wärmebildung
Im Vergleich zu Kohlenhydraten und Fetten sind Proteine im Stoffwechsel die unwirtschaftlichsten Energielieferanten. Dies hängt mit der sogenannten postprandialen Thermogenese, der vermehrten Wärmebildung nach dem Essen, zusammen.

Wenn Eiweiß statt Kohlenhydraten als Brennstoff dient, müssen im Durchschnitt 25 Prozent mehr Kalorien aufgewendet werden, um die gleiche Menge ATP (= Adenosintriphosphat, die unmittelbar verfügbare Energiequelle im Stoffwechsel) zu bilden. Damit ist Eiweiß ein verhältnismäßig schlechter, sprich unökonomischer Betriebsenergielieferant und für das Gewichtsmanagement geradezu ideal.

Eiweißquellen und Eiweißversorgung
Top-Eiweißlieferanten sind:

- (Meeres-)Fisch
- mageres Fleisch
- fettarme Milch und Milchprodukte (Quark, Käse, Joghurt etc.)
- Hülsenfrüchte
- Sojaprodukte
- Eier

Ihre tägliche Eiweißversorgung decken Sie idealerweise mit fünf bis sechs grünen Lebensmitteln aus den Gruppen 3 (Fleisch, Geflügel, Fisch, Ei) und 2 (Milchprodukte) sowie Hülsenfrüchten aus Gruppe 4 der Ernährungsampel. Wählen Sie zu möglichst jeder Mahlzeit eine entsprechende eiweißreiche Komponente.

Diogenes-Studie: Eiweißakzentuierung empfehlenswert
Unser Ampel-Konzept steht übrigens in Einklang mit den Ergebnissen der großen europäischen Diogenes-Studie. Diese bestätigte, dass eine Anhebung des Proteingehalts bei gleichzeitiger kohlenhydratbewusster Lebensmittelauswahl die vorteilhafteste Ernährungsweise für den langfristigen Gewichtserfolg darstellt.

7 FAQ: Hilfreiche Antworten auf häufig gestellte Fragen

Die Ernährungsampel kam über viele Jahre als Hilfsmittel im M.O.B.I.L.I.S.-Programm praktisch zum Einsatz. In diesem Zusammenhang erreichten uns immer wieder dieselben Verständnisfragen zum Gebrauch unserer Austauschtabelle.

Im Folgenden haben wir Ihnen die 18 am häufigsten gestellten Fragen mit unseren dazugehörigen Antworten zusammengestellt:

1. Warum gibt es in der Ernährungsampel keine Mengenangaben oder Portionsgrößen?

Ein ständiges Abwiegen von Lebensmitteln ist auf Dauer nicht praktikabel und genaue Mengenangaben sind für das Abnehmen nicht relevant. Außerdem können solche Vorgaben nie die individuelle Ausgangssituation des Einzelnen berücksichtigen: Eine kleine Frau, die einem klassischen Bürojob nachgeht, isst beispielsweise von Natur aus weniger als ein groß gewachsener Mann, der den ganzen Tag über Pflastersteine verlegt – oder umgekehrt ...

Damit die Ernährungsampel auch für Sie funktioniert, ist es wichtig, dass Sie vor der ersten Anwendung eine Bestandsaufnahme Ihrer Ernährungsweise erheben. Im zweiten Schritt tauschen Sie dann (ausgehend von Ihrem Ernährungsprotokoll) ungünstig bewertete Lebensmittel mithilfe der Ampel gegen günstigere aus. Dabei sollten Sie mengenmäßig bei den Portionen bleiben, die Sie auch sonst im Alltag verzehrt haben.

Grün bewertete Lebensmittel haben eine niedrige Energiedichte und damit in der Regel ein großes Nahrungsvolumen, was eine bessere Sättigung bewirkt. Wenn Sie zum Beispiel vom »roten« Baguette auf »grünes« Vollkornbrot umsteigen, ist Ihr Hunger schneller verflogen und Sie werden automatisch weniger essen müssen als zuvor. Auf diese Weise funktioniert Ihre Ernährungsumstellung ganz einfach, ohne dass Sie sich um Mengen Gedanken machen müssten.

2. Ich dachte immer, Haferflocken seien so gesund. Warum sind sie in der Ernährungsampel rot bewertet?

Haferflocken haben eine Energiedichte > 3,5. Damit kann ihr mittlerer glykämischer Index sie nicht »runterkorrigieren« und sie erhalten eine rote Bewertung in der Ampel, obwohl Hafer an sich ein sehr empfehlenswertes und gesundes Getreide mit vielen Ballaststoffen ist.

Zum Müsli kombiniert mit Milch/Joghurt und frischen Früchten ist die Energiedichte von Haferflocken aber sehr viel günstiger. Am besten Sie bereiten Ihr Müsli selbst zu mit frischen Früchten etc. als Alternative zur gezuckerten Fertigmischung aus dem Supermarkt. Um diesen Fall für die Praxis zu berücksichtigen, haben wir zubereitetes Müsli in die Lebensmittel-Kategorie 4, Unterpunkt Müsli/Cerealien aufgenommen. Sie können sich somit dieser »fertigen« Variante bedienen bzw. müssen die Komponenten nicht einzeln bewerten, was zu einem schlechteren Ergebnis führen würde. Das heißt, sie werden nicht »abgestraft«, wenn Sie Ihr eigenes Müsli mit Haferflocken verzehren.

Bei nahezu allen anderen Gerichten ist das aus einzelnen Komponenten selbst zusammengestellte Gericht dagegen stets günstiger als die durchschnittliche Gesamtbewertung eines Fertiggerichts oder Außerhausessens (siehe Beispiel Pasta mit Soße Bolognese, Seite 90). Haferflocken mit frischen Früchten als Müsli selbst kombiniert bilden eine

Ausnahme, was in unseren M.O.B.I.L.IS.-Gruppen immer wieder zu Irritationen führte, mit der oben vorgestellten Herangehensweise aber gelöst werden konnte.

Hafervollkornbrot hat, im Gegensatz zu Haferflocken pur, übrigens eine mittlere Energiedichte und einen niedrigen GI, ist also grün bewertet. Damit ist Hafervollkornbrot besonders empfehlenswert.

3. Ist die Ernährungsampel auch für Vegetarier geeignet?

Ja, da die Anwendung der Ernährungsampel auf Ihrer persönlichen Ernährungsweise basiert, funktioniert der Lebensmitteltausch genauso für Vegetarier. Damit Sie sich auch ausgewogen ernähren, wenden Sie bitte das 5-4-1-4-1-System an.

4. Ist die Ernährungsampel auch für Veganer geeignet?

Und noch einmal: ja. Da die Anwendung der Ernährungsampel auf Ihrer persönlichen Ernährungsweise beruht, funktioniert der Lebensmitteltausch genauso für Veganer. Damit Sie sich ausgewogen ernähren, wenden Sie bitte das 6-7-0-0-2-System an.

5. Ich leide an einer Nahrungsmittelunverträglichkeit. Kann ich die Ernährungsampel trotzdem nutzen?

Auch hier lautet die Antwort: ja. In Ihrer Bestandsaufnahme dokumentieren Sie nur Lebensmittel, die Sie verzehren können, und beim Lebensmitteltausch wählen Sie ausschließlich für Sie passende Lebensmittel bzw. Fertiggerichte und Außerhausessen aus der Liste aus.

6. Ich vermisse ein Lebensmittel bzw. Fertiggericht in der Austauschtabelle. Kann ich selbst Ampel-Farben zuordnen?

Ja, sofern Ihnen die Nährwert- bzw. Kalorienangaben bekannt sind, können Sie mit ein bisschen Übung selbst Ampel-Bewertungen insbesondere für Fertiggerichte vornehmen. Im Hintergrundkapitel »Die wissenschaftliche Basis der Ernährungsampel« (siehe Seite 104 ff.) zeigen wir Ihnen, wie es geht.

7. Warum gibt es keine Kochrezepte zum Ampel-Konzept?

Lassen Sie uns zur Beantwortung dieser Frage ein bisschen ausholen: Das Angebot an Rezepten ist riesig, zahlreiche Illustrierte, Buchreihen und Internetportale haben sich auf dieses Genre spezialisiert. Lebensmittelhersteller und -einzelhändler nutzen deren Popularität zur Vermarktung ihrer Produkte und verteilen kostenlose Broschüren mit den neuesten Vorschlägen für den heimischen Herd. Auch Kochshows erfreuen sich sowohl im Fernsehen als auch im Radio größter Beliebtheit und werden bis hin zum sommerlichen Mitmach-Grillevent von einem großen Nutzerkreis geradezu zelebriert.

Eine Gewichtsreduktion auf Diätrezepten aufzubauen und damit persönliche Ernährungsgewohnheiten einem strengen Diktat von außen zu unterwerfen, ist allerdings wenig alltagstauglich und lässt die meisten Abnehmversuche innerhalb kürzester Zeit scheitern.

Die richtige Strategie lautet stattdessen: Wandeln Sie Ihre Lieblingsrezepte mithilfe der Ernährungsampel ab, ändern Sie diese so, dass sie in Ihr neues Ernährungskonzept passen und Ihnen gleichzeitig schmecken! Und lassen Sie sich dabei ruhig von den vielfältigen Rezepten aus aller Welt zu mehr Abwechslung auf Ihrem Speiseplan inspirieren.

Ist ein Ampeltausch nicht oder nur eingeschränkt möglich, empfehlen wir, entsprechende Gerichte für »Feiertage«

(im weitesten Sinne) aufzubewahren und/oder eine mengenmäßige Umverteilung der Mahlzeitenkomponenten (z. B. $2/3$ Gemüse, $1/3$ Kohlenhydrat- oder Eiweißbeilage; $1/2$ Gemüse, $1/4$ Kohlenhydrat- und $1/4$ Eiweißbeilage) vorzunehmen.

8. Welche Marmelade kann ich essen, um einen »grünen Punkt« zu erhalten?

Für Marmelade kann grundsätzlich leider kein grün vergeben werden. Eine Alternative stellt allerdings Fruchtaufstrich dar: Dieser wird immerhin mit gelb bewertet, vorausgesetzt, er enthält mindestens 75 Prozent Frucht.

9. Warum ist Ei als Ganzes grün und nicht gelb bewertet?

Die Energiedichte eines durchschnittlichen ganzen Eis liegt noch im grünen Bereich. Eigelb für sich genommen hat dagegen sehr viel mehr Energie und wird entsprechend mit rot eingestuft. Bei den meisten Eiern überwiegt der Anteil an Eiklar (= grün) deutlich, sodass sich zusammengenommen mit Eigelb kein gelber, sondern ein grüner Wert ergibt.

Braten Sie sich allerdings ein Spiegel- oder Rührei, wohlgemerkt ohne Fett in einer antihaftbeschichteten Pfanne, so fällt die Bewertung gelb aus, da sich bei der Zubereitung der Wassergehalt verringert.

Wir empfehlen, während der Abnehmphase insgesamt nicht mehr als ein Ei pro Tag zu verzehren.

10. Ich liebe Süßigkeiten und kann ganz schlecht ohne sie. Muss ich beim Abnehmen auf sie verzichten?

Nein, Verzicht führt nicht zum Erfolg, wenn Sie abnehmen möchten! Versuchen Sie vielmehr den Verzehr von Süßigkeiten zu reduzieren und nicht jeden Tag zu Gummibärchen und Co. zu greifen. Suchen Sie auch nach passenden Alternativen in der Ernährungsampel.

Zwei ehemalige Teilnehmerinnen aus einer unserer M.O.B.I.L.I.S.-Gruppen gaben uns zu diesem Thema folgende Rückmeldung: »Wir kasteien uns nicht! Unsere Ernährung ist durch Ihre Empfehlungen in keiner Weise eingeschränkt. Wir essen sogar jeden Tag zwei bis drei Stückchen Schokolade, worauf andere ziemlich neidisch sind.«

Ihr kleiner Trick: Sie hatten sich bewusst eine sehr edle und auch teure Schokolade mit einem hohen Kakaoanteil ausgesucht. Es dauerte zwar eine Weile, bis sich die Partnerinnen an den intensiven Geschmack gewöhnt hatten. Nach einiger Zeit mochten sie jedoch keine herkömmlichen Vollmilchschokoladen mehr, an denen sie früher im Supermarkt nur schwer vorbeigekommen wären.

In der Ernährungsampel ist Schokolade mit einem Kakaoanteil von mindestens 70 Prozent bis zu einem Riegel am Tag mit gelb und nicht mit rot bewertet.

Das kleine Beispiel zeigt: Eine Änderung der Ernährungsgewohnheiten kann durchaus mit neuen Geschmackserfahrungen und damit auch Genuss verbunden sein. Nur wer auch genießt, bleibt dauerhaft dabei!

11. Wie sieht ein idealer Speiseplan nach der Ernährungsampel aus?

Einen idealen Speiseplan gibt es nicht, weil sich die Ernährungsbedürfnisse und -vorlieben der Menschen stark voneinander unterscheiden. Halten Sie sich an unsere Empfehlungen zum Lebensmitteltausch und zur Lebensmittelgruppenauswahl, dann haben Sie Ihren idealen Speiseplan!

Ein Muster-Beispiel möchten wir Ihnen dennoch nicht vorenthalten, wenngleich Sie selbst ganz andere Prioritäten setzen würden. Bitte beachten Sie auch: Für das Frühstück haben wir von der Bewertungsmöglichkeit »Müsli, zubereitet« Gebrauch gemacht (siehe FAQ 2), wodurch

Muster-Speiseplan

Lebensmittel/ Gericht	grün ●	gelb ●	rot ●	\multicolumn{5}{c}{Gruppe}				
				5	4	3	2	1	keine
Frühstück									
Haferflocken, kernig		1			1				
Joghurt (1,5% Fett)	1						1		
Apfel	1				1				
Mittagessen									
Rumpsteak, mager	1					1			
Rapsöl (1 EL)	1							0,5	
Bohnen, grün	1				1				
Reis		1			1				
Obstsalat, ungezuckert	1				1				
Abendessen									
Roggenbrötchen		1			1				
Pumpernickel	1				1				
Lachsschinken	1					1			
Schinken, gekocht (Kochschinken)	1					1			
Edamer (≤ 20% Fett i. Tr.)		1					1		
Senf	1								1
Gurke, Salat-	1				1				
Tomate	1				1				
Olivenöl (1 EL)	1							0,5	
Summe	13	4	0	5	4	3	2	1	1

sich eine Gesamtbewertung von 2x grün, 1x gelb (statt: 2x grün, 1x rot) ergibt.

12. Warum ist Maismehl rot, Polenta aber gelb bewertet?

Hier liegt das Problem im Vergleich von Rohware und einem fertig zubereiteten Gericht. Maismehl hat eine höhere Energiedichte als Polenta, die Wasser enthält, was den Energiegehalt des Endprodukts senkt. Es entscheidet also hier die Zubereitung.

Grundnahrungsmittel wie zum Beispiel Reis, die nur auf eine Weise zubereitet werden können oder wie Brote, Nudeln etc. Standards darstellen, sind im vorderen Teil der Ampel (5-4-3-2-1, Lebensmittelgruppen) verzehrfertig bewertet. Streng genommen müssten diese unter fertigen Gerichten, beispielsweise unter Beilagen, stehen (häufige Lebensmittel wie Reis oder Nudeln haben wir der besseren Auffindbarkeit halber zusätzlich nochmals hier aufgeführt).

Komplizierter wird es bei Lebensmitteln, die auf verschiedenste Art zubereitet werden können wie beispielsweise Mehl. Hier wird im vorderen Teil der Ampel der Rohzustand bewertet. Durch die (weitere) Verarbeitung kann sich die Bewertung in Kombination mit anderen Lebensmitteln oder eben durch die Anreicherung mit Wasser ändern.

Polenta oder auch Couscous können letztlich auf verschiedene Art bzw. mit unterschiedlichen Getreiden gekocht werden. Wir haben diese nur unter Beilagen bzw. vegetarische Gerichte aufgelistet, zusätzlich aber natürlich der Gruppe 4 zugeordnet.

13. Warum sind Kichererbsen grün, Falafel aber rot bewertet?

Küchenfertige Kichererbsen haben eine niedrige Energiedichte. Falafel dagegen werden in Öl frittiert und auf diese

Weise zu konzentrierten Energieträgern. Der Unterschied liegt also auch hier in der Zubereitung.

14. Gibt es einen Unterschied in der Bewertung von Gries und Mehl?

Nein, da die Verarbeitung von Getreide zu Gries oder Mehl keinen Einfluss auf den glykämischen Index hat.

15. Wie werden Coca-Cola light taste und Coca-Cola Zero Sugar bewertet?

Coca-Cola light taste und Coca-Cola Zero Sugar enthalten keine Energie und werden daher wie Wasser nicht bewertet (= neutral). Das gilt im Übrigen für alle anderen Lightlimonaden ohne Zucker.

16. Wie wird Stevia bewertet?

Stevia enthält keine Energie und wird daher wie Süßstoff nicht bewertet (= neutral).

17. Wie wird Eiweißbrot bewertet?

Eiweißbrot ist kein geschützter Begriff, das heißt jedes Produkt, das unter diesem oder ähnlichen Namen angeboten wird, hat eine andere Backmischung. Entsprechende Brote haben meist einen sehr hohen Energieanteil (rot) bei einem häufig niedrigen glykämischen Index (grün). Daraus ergäbe sich die Zuordnung gelb. Da die Backmischungen aber von Bäckerei zu Bäckerei stark variieren können und die Zutatenlisten nicht bekannt sind, kann keine verbindliche Zuordnung vergeben werden.

18. Ich möchte auf keinen Fall während des Abnehmens Hunger haben. Was kann ich tun?

Hunger ist ein lebensnotwendiges Signal: Es veranlasst uns zur Nahrungsaufnahme. Sättigung ist ein Stoppsignal, das unsere Nahrungsaufnahme beenden soll. Allerdings ist diese Reaktion weniger zuverlässig als der Hunger und funktioniert auch nicht bei zu kleinen Mahlzeiten-Portionen.

Viele Menschen mit Übergewicht sind nicht (mehr) in der Lage, Sättigungssignale ihres Körpers zu empfangen, sondern nennen ein mehr oder weniger stark ausgeprägtes Hungergefühl ihren ständigen Begleiter. Doch keine Angst, mithilfe unseres 3-Schritte-Coachings bekommen Sie Ihren Hunger in den Griff, da Sie hiermit automatisch volumenreich, kohlenhydratbewusst und eiweißbetont essen.

Konzentrieren Sie sich darüber hinaus ganz bewusst auf Ihre Mahlzeiten und genießen Sie diese in Ruhe. Sättigung funktioniert viel besser, wenn Sie während des Essens keinen anderen Aktivitäten nachgehen (fernsehen, im Internet surfen, mit dem Smartphone spielen, Zeitung lesen, telefonieren etc.).

Ergänzen möchten wir die Top-18-Liste noch um zwei weitere Fragen, die Sie sich während der Beschäftigung mit der Ernährungsampel möglicherweise stellen könnten. Selbstverständlich liefern wir Ihnen auch hier gleich die passenden Antworten.

19. Brauche ich Bewegung oder Sport, um erfolgreich abzunehmen?

Diese Frage ist mit einem ganz klaren Ja zu beantworten! Ohne Bewegung werden Sie Ihr Gewicht langfristig kaum in den Griff bekommen. Ernährung ist die eine, Bewegung die andere Seite der Medaille beim Abnehmen. Dabei muss es kein Sport sein, Alltagsaktivitäten wie flotte Spaziergänge erfüllen ihren Zweck genauso.

Wichtig ist, dass Sie Ihr Aktivitätsniveau langsam steigern und dauerhaft erhöhen. Hier gibt es vielerlei Möglichkeiten: Suchen Sie sich etwas aus, das individuell zu Ihnen passt und Ihnen vielleicht sogar Spaß macht. Trainieren Sie sowohl Ihre Ausdauer als auch Ihre Muskulatur. Für viele Menschen ist eine Gruppe, die sich regelmäßig zu festen Terminen trifft, in diesem Zusammenhang sehr hilfreich.

Gehen Sie es an, werden Sie aktiv(er)!

20. Was ist M.O.B.I.L.I.S. und kann ich daran teilnehmen?

Wir haben M.O.B.I.L.I.S. bereits mehrfach erwähnt: Es ist ein Therapieprogramm für Erwachsene mit Adipositas (BMI 30–40 kg/m), das von einem interdisziplinären Expertenteam entwickelt und von einem gemeinnützigen Verein bis 2017/18 bundesweit organisiert wurde.

Ziel von M.O.B.I.L.I.S. ist die Befähigung seiner Teilnehmerinnen und Teilnehmer zu einer gesundheitsbewussten Lebensführung in Selbstverantwortung. Unter professioneller Anleitung sollen Sie in die Lage versetzt werden, ihr Bewegungs- und Ernährungsverhalten so zu gestalten, dass die angestrebten gesundheitlichen Effekte (Gewichtsreduktion und Verbesserung der Risikofaktoren wie Arterielle Hypertonie, Diabetes mellitus Typ 2 oder Fettstoffwechselstörung) langfristig erreicht werden können.

M.O.B.I.L.I.S. umfasst die vier Therapieschwerpunkte Bewegung und Sport, Psychologie und Pädagogik, Ernährung sowie Medizin und Gesundheit. Im Mittelpunkt des einjährigen Gruppenkurses steht die körperliche Aktivität mit 40 praktischen Bewegungseinheiten.

Seit 2018 wird M.O.B.I.L.I.S. nur noch dezentral von einigen wenigen Trainer-Ärzte-Teams angeboten. Aktuell ist uns nur Köln unter Leitung von Diplom-Sportwissenschaftlerin Ute Hass als aktiver Standort mit ein bis zwei startenden Gruppen pro Jahr bekannt. Wenn Sie also zufällig in der Rheinmetropole beheimatet sind, finden Sie nähere Informationen unter: www.mobilis-programm.de.

8 Literatur

Berg, A. jr./Göhner, W./Haas, U./Hamm, M.: *LebensWeise55+. Handbuch für Teilnehmerinnen und Teilnehmer.* Norderstedt 2017

Berg, A. jr./Göhner, W./Haas, U./Hamm, M.: *LebensWeise55+. Manual für Trainerinnen und Trainer.* Norderstedt 2017

Berg, A. jr. et al.: *M.O.B.I.L.I.S. Teilnehmer-Manual.* Norderstedt 2017

Brand-Miller, J, et al.: *The New Glucose Revolution. What Makes My Blood Glucose Go Up . . . and Down?.* New York, 2. Auflage 2006

Der Brockhaus ERNÄHRUNG. Gütersloh, 4. Auflage 2011

D-A-CH-Referenzwerte für die Nährstoffzufuhr. Neustadt/Weinstraße, 2. Auflage 2015

Elmadfa, I: *Ernährungslehre.* Stuttgart, 4. Auflage 2019

Gollwitzer, P. M.: »Implementation intentions: Strong effects of simple plans«. *American Psychologist*, 1999; 54(7): S. 493–503

Hamm, M./Berg, A. jr.: *M.O.B.I.L.I.S. Ampel.* Norderstedt 2017

Hamm, M.: *Die richtige Ernährung für Sportler.* München, 5. Auflage 2014

Hamm, M.: *Knaurs Handbuch Ernährung.* München 2003

Hamm, M./Berg, A. jr.: *M.O.B.I.L.I.S. Trainer-Manual Ernährung.* Norderstedt 2018

Heseker, B./Heseker H.: *Nährstoffe in Lebensmitteln: Die große Energie- und Nährwerttabelle.* Wiesbaden, 4. Auflage 2013

Kasper, H./Burghardt, W.: *Ernährungsmedizin und Diätetik.* München/Jena, 12. Auflage 2014

Larsen, TM et al.: »Diets with high or low protein content and glycemic index for weight-loss maintenance«. *N Engl J Med.* 2010 Nov 25; 363(22): S. 2102–2013

Schusdziarra, V. et al.: »Contribution of energy density and food quantity to short-term fluctuations of energy intake in normal weight and obese subjects«. *Eur J Nutr.* 2010 Feb; 49(1): S. 37–43

Schusdziarra, V./Hausmann M.: *Satt essen und abnehmen.* Das wissenschaftlich fundierte Erfolgskonzept auf Basis der Energiedichte – ohne Diät. Neuauflage, riva 2019

Schusdziarra, V. et al.: »Successful weight loss and maintenance in everyday clinical practice with an individually tailored change of eating habits on the basis of food energy density«. *Eur J Nutr.* 2011 Aug; 50(5): S. 351–361

Souci, S. W./Fachmann, W./Kraut, H.: *Food Composition and Nutrition Tables: Die Zusammensetzung der Lebensmittel, Nährwert-Tabellen La composition des aliments Tableaux des valeurs nutritives.* Stuttgart, 8. Auflage 2016

Willett, W.: *Eat, Drink and Be Healthy.* New York 2001

Datengrundlage

Für Energiedichte und Nährwerte (Nährstoff-Plus) in der Ernährungsampel wurde weitgehend auf den Bundeslebensmittelschlüssel (BLS) zurückgegriffen. Fertiggerichte und fehlende Daten wurden durch zusätzliche Recherchen, beispielsweise Herstellerangaben, ergänzt. Die Datengrundlage für den glykämischen Index lieferte:

Foster-Powell, K./Brand-Miller, J. C./Holt, S. H. A.: »International table of glycemic index and glycemic load values«. American Journal of Clinical Nutrition 2002; 76: S. 5–56

Bildnachweis

S. 14: Shutterstock/A. and I. Kruk
S. 19: Shutterstock/Rawpixel.com
S. 20: Shutterstock/Gulshan Gulabi,
Shutterstock/Wiktoria Matynia,
Shutterstock/bioraven,
Shutterstock/cheesekerbs,
Shutterstock/Mallinka1,
Shutterstock/Rauf Aliyev,
Shutterstock/VoodooDot
S. 21, 72: Shutterstock/Africa Studio
S. 26, 67: Shutterstock/beats1
S. 32: Shutterstock/nadianb
S. 42: Shutterstock/margouillat photo
S. 47: Shutterstock/Alexander Prokopenko
S. 51: Shutterstock/Prostock-studio
S. 77: Shutterstock/Shaiith
S. 83: Shutterstock/Krasula
S. 89: Shutterstock/mythja
S. 95: Shutterstock/Minerva Studio
S. 103: Shutterstock/RossHelen
S. 109: Shutterstock/Olga Miltsova
S. 112: Shutterstock/Maria Uspenskaya